TINA MOLIN

Endlich wieder Lust auf Sex!

GOLDMANN
Lesen erleben

BUCH

Als Tina Molin Mutter wurde, waren sie plötzlich weg – die Lust und die Lebenslust. Und das ging nicht nur ihr so – die Frauen in ihrem Bekanntenkreis berichteten ganz Ähnliches, ob mit oder ohne Nachwuchs, mit oder ohne Partner, in hetero-, homo- und diverssexuellen Beziehungen. Weil kein Sex definitiv keine Lösung ist, hat sich Tina Molin auf die Suche nach ihrer inneren »Wild Woman« begeben. Über ihre Erfahrungen, achtsame Sexualität, Lust, Heilung und Weiblichkeit schreibt sie in diesem Buch.

AUTORIN

Tina Molin, 1973 in Wien geboren, hat als Journalistin die Musikwelt und das Nachtleben von Berlin und Hamburg erforscht. Seit der Geburt ihrer Tochter widmet sie sich verstärkt den Themen Sexualität, Lust und Weiblichkeit.

TINA MOLIN

Endlich wieder Lust auf Sex!

Wie ich mit Mitte Vierzig
mein Liebesleben neu entdeckte

GOLDMANN

1. Auflage
Originalausgabe Juni 2021

Umschlag: Uno Werbeagentur, München
Umschlagmotiv: © mikroman6/Moment/Getty Images
Redaktion: Nina Schnackenbeck, Hamburg
Satz: Uhl + Massopust, Aalen
Druck und Bindung: GGP Media GmbH, Pößneck
Printed in Germany
GS · TW
ISBN 978-3-442-17861-2

Für Johannes

*Danke, dass du immer
an unsere Liebe geglaubt hast
(mit und ohne Sex)*

INHALT

DREI BEMERKUNGEN ZU BEGINN

In diesem Buch geht es um Sex. Oder vielmehr um keinen Sex. Um Lustlosigkeit. Nach der Geburt unserer Tochter war unser Sexleben zur Wüste geworden – einer großen, verarmten Steppe. Zuerst dachte ich: Das liegt am Kind, am Stillen und den schlaflosen Nächten. Als aber auch nach zwei Jahren noch ein Schild an meinem Unterleib baumelte: »Empfängerin unbekannt verzogen«, machte ich mich auf die Suche nach meiner Sexualität.

Ich war bei Kuschelpartys, Zervix-*De-Armourings,* Workshops für Selbstliebe und weibliche Ejakulation sowie einer Schamanin. Ich habe mit Expert*innen[1] gesprochen und an *Womb-Blessings* teilgenommen. Ich habe mit meinem Partner gerungen und gestritten, bin manchmal schier verzweifelt (und er auch), aber am Ende, nach fast fünf Jahren, hat die Liebe gesiegt. Und unsere Lust.

Über viele Erfahrungen habe ich auf meinen Blog »Happy Vagina« geschrieben, doch meine ganze Reise habe ich für dich zwischen diese zwei Buchrücken gepackt.

---

1 *Da es hier um weibliche Lust geht, erlaube ich mir, die Leserinnen anzusprechen. Das * steht dabei nicht nur für Frauen, sondern alle weiteren Identitäten.*

Sie beginnt mit der traumatischen Geburt meiner Tochter, wandert dann zu meiner Rolle als Mutter und endet schließlich mit meiner Sexualität als heute Mitte vierzigjährige Frau.

Ich weiß, dass nicht alle Leser*innen dieses Buches Mütter sind, von daher mein Tipp: Du willst alles lesen? Fein, dann blättere um und starte. Dich interessiert vor allem mein Weg zurück zur Lust? Auch gut, dann spring vor zum Kapitel »Zurück zu meiner Lust« auf Seite 111.

Eines will ich noch klarstellen: Dieses Buch soll weniger ein Ratgeber »Zurück zur Lust« sein, sondern ist meine eigene, ganz persönliche Reise. Um meine Lust wiederzufinden, habe ich mich mit vielen Aspekten auseinandergesetzt: Selbstwert genauso wie Selbstbefriedigung, Kommunikation mit dem Partner genauso wie Fantasien, Patriarchat genauso wie Heilige oder Hure.

Ich kann dir nicht sagen, was du tun musst und in welcher Reihenfolge, um wieder eine lustvolle Liebende zu werden. Was ich aber absolut kann: dich inspirieren. Manche Themen werden dich ansprechen, und du willst tiefer gehen (am Ende des Buches empfehle ich deshalb andere Bücher, Podcasts u. v. m.), andere werden für dich (noch) kein Thema sein. Vertrau deiner Intuition! Du bist die einzige, wahre Expertin für dein Leben! Mach dich auf die Reise, probier Dinge aus, scheitere, lern daraus und werde zur Sexpertin deines Lebens.

All meine Erlebnisse haben mich zu diesen tiefen Überzeugungen geführt.

1) Frauen sind absolut lustvolle Wesen.
2) Jede kann ihren Weg finden und den Sex haben, der sie glücklich macht.
3) Wer sich im Bett emanzipiert, tut das auch in seinem restlichen Leben.

Also: Finde deinen Weg und deine eigene Lust – am Sex und am Leben.

ENDLICH WIEDER LUST AUF SEX

Ich öffne das Kuvert und ziehe den Gutschein heraus. »Zwei Stunden Tantramassage« steht da. Ich knipse mein Lächeln an.

»Danke«, sage ich. Ein Kloß steckt in meinem Hals und am liebsten würde ich losheulen. Ich bin heute 43 Jahre alt geworden. Es ist August, ein strahlender Sonnentag, der vor Leichtigkeit und Lebensfreude nur so strotzt. Mein Freund lächelt mich an, mein Baby watschelt glucksend durch die Küche und zieht glücklich mein Ladekabel hinter sich her. Den Stecker hat sie im Mund. Ich habe allen Grund zum Feiern. Im Außen strahlt mich mein Leben an, aber tief in mir gibt es eine riesige Baustelle: Sex! Zum Muttertag gab's von meinem Partner bereits einen Kinobesuch, auf dem Programm stand ein französischer Erotikfilm. Und zu Weihnachten überreichte er mir eine schicke Box, darin eingewickelt in Seidenpapier: Satinunterwäsche.

»Die Heilpraktikerin hat doch gesagt, du sollst das machen. Von mir aus geht es in Ordnung«, sagt er und schiebt mir den Gutschein rüber, den ich auf den Küchentisch gelegt habe. Seine Augen sind voller Liebe und sein Lächeln aufmunternd und bestärkend. Ich verstehe seinen Wink mit dem Zaunpfahl. Er will Sex – und er will ihn mit mir. *Das* ist *doch ein Grund zum Feiern,* denke ich. Fühlt sich nur nicht so an. Im Gegenteil: Ich fühle mich überfordert und, wenn ich ganz ehrlich bin, als Versagerin. Ich fühle, dass ich nicht mehr ICH bin. Die Partysirene, die Abenteurerin, der Vamp. Als wir uns vor fünf Jahren an der Bar des Watergates, eines Berliner Clubs, kennenlernten, war ich Nachtleben-Reporterin. Ja, diesen Job gibt es wirklich. Fünf Abende die Woche feierte ich mich durch Berlin – und schrieb für eine große Tageszeitung darüber. »Ich habe auch einen Nine-to-five-Job, nur eben nachts«, habe ich immer lachend gesagt. Ein Leben auf der Gästeliste, ein Leben auf der Club-Überholspur. Bunt, glitzernd, wild.

Dann wurde ich Mutter.

Ein Wunschkind.

Drei Jahre hat es gedauert und just, als ich nicht mehr daran geglaubt habe, ist das Wunder geschehen. Mit vierzig Jahren Mutter. Jubel, Glück und Heiterkeit sah ich damals in meiner Zukunft.

Nun ist die Zukunft da, und ich fühle mich nur noch müde, abgekämpft, taub und auf gewisse Weise tot. Zumindest mein altes Ich. Abends falle ich ins Bett. Schlafe meist schon vor der Kleinen ein. Keine Anzeichen von Champagner, Partyoutfits und Ekstase weit und breit. Nachdem ich den ganzen

Tag rumgelaufen, hinterhergelaufen bin, rumgetragen, getröstet und aufgeräumt habe, sind meine Beine, Arme und Hände schwer, und ich habe nur noch eines im Sinn: meine Ruhe.

Meine Brüste sind so weit weg wie Grönland und meine Mumu wie der Mars. Sex ist von meiner Landkarte verschwunden.

Doch eben nur bei mir. Mein Mann vermisst ihn offensichtlich sehr. Und greift in seiner Verzweiflung zu krassen Mitteln. Er will, dass es zwischen uns endlich wieder so läuft wie früher. Ich habe also ein Problem. Noch ein Problem, um das ich mich kümmern muss, in einem von Baustellen so vollen Leben.

Ich habe angefangen, wieder als freie Journalistin zu arbeiten – nicht mehr nachts, sondern tagsüber. Ich interviewe jetzt Prominente, befrage sie zu Patchwork, Filmen und Mode. Zwischen Treffen mit Hugh Jackman und Lady Gaga kaufe ich Windeln, suche auf Kleinanzeigen nach einem Tretroller oder hole das Kind, das, frisch im Kindergarten, eine Krankheit nach der nächsten anschleppt, früher ab. Mit der Kleinen auf dem Schoss tippe ich dann die Interviews ab und telefoniere mit der Redaktion. Trösten, Spielzeug wegräumen, vollgekotzte Wäsche waschen, Geschirr spülen, vollgepullerte Betten frisch beziehen – das alles passiert auch noch irgendwie, irgendwann. Ich bin abends so froh, wenn ich mich um niemandes Bedürfnisse mehr kümmern muss, wenn keiner mehr an mir hängt, dass die Vorstellung, einen Menschen auf mir zu spüren, der was von mir will, mich stöhnen lässt – vor Erschöpfung.

Ich hebe den Gutschein hoch und halte ihn ratlos in meinen Händen.

»Ich soll mir wirklich die Mumu kraulen lassen?«, frage ich meinen Freund. Ich will, dass es provokant klingt, damit er nicht merkt, wie peinlich es mir ist. Er nickt.

»Damit ich wieder mehr Lust auf Sex bekomme?«

Er nickt begeisterter.

»Und dafür Geld bezahlen?«, sage ich und stemme übertrieben die Hände in die Hüfte.

»Hey, ich bin eine Frau. Ich habe noch nie für Sex zahlen müssen!«

Er lacht.

»Mal eine neue Erfahrung«, sagt er und grinst.

»Ich denke darüber nach«, sage ich und ärgere mich, dass ich kleinlaut klinge.

DIE TANTRAMASSAGE

Monatelang liegt der Gutschein auf meinem Schreibtisch. Immer wieder nehme ich ihn in die Hand und fühle in mich hinein. Es stimmt: Meine Heilpraktikerin hat mir eine Tantramassage empfohlen. Als wir über die Geburt und den notwendigen Kaiserschnitt gesprochen haben, bin ich in ihrer Praxis in Kreuzberg in Tränen ausgebrochen.

»Ich habe keine Lust mehr. Auf nichts mehr«, platzte es zu meiner eigenen Überraschung aus mir heraus. »Es ist, als ob ich nicht da wäre.« Die Tränen liefen mir nur so runter. »Als ob ich nur noch im Kopf existieren würde.« Sie reichte mir ein Taschentuch. »Alles unterhalb meines Halses fühle ich gar nicht mehr.«

»Sie sollten eine Tantramassage machen, damit Sie sich wieder mit Ihrem Unterleib verbinden«, sagte sie.

»Was ist eine Tantramassage?«, fragte ich und schniefte.

»Tantra stammt aus Indien und ist ein spiritueller Weg, ähnlich wie Yoga. Bei der Tantramassage geht es um ein sehr achtsames Ritual, bei dem der ganze Körper – und eben auch der Intimbereich – berührt und massiert wird. Gerade Frauen hilft die Tantramassage, traumatische Erlebnisse, die ihren Schoßraum betreffen, loszulassen und zu verarbeiten«, erklärte sie.

Ich blicke auf den Gutschein. *Darf ich das?*, frage ich mich. *Darf ich zu jemand Fremdem gehen, um mir Lust verschaffen zu lassen?* Im Bett mit meinem Freund herrscht fast schon seit zwei Jahren Flaute. Der erste Kuss nach der Geburt war ein Schock. Irgendwie passten unsere Münder nicht mehr zusammen. Dauernd prallten die Zähne aufeinander. Auch beim Sex lief es nicht mehr so geschmeidig wie früher. Meine erogenen Zonen schienen erloschen. Berührungen, die mich früher in Flammen gesetzt haben, entlocken mir nur noch ein müdes Lächeln. Mein Körper reagiert nicht mehr so, wie er soll. Kein Wunder, dass meine Lust auf Sex gleich null ist. Wenn das Feuer nicht brennt und die Flüsse nicht überlaufen, dann herrscht eben Flaute. Ebbe. Oder eben: Lustlosigkeit.

Vielleicht kann dich jemand anderes auf Touren bringen, höre ich plötzlich eine Stimme in meinem Kopf. Ich werde rot. Die Idee, einen Profi zu erleben, erscheint mir auf einmal total verlockend. Nicht jemand, der Sex quasi wie wir alle Learning by Doing gelernt hat, sondern einen *Sexological Bodyworker,* der Sexualität und Lust studiert hat. Mit Diplom.

Meine Neugier ist geweckt. Ich rufe bei einem Institut für Tantramassagen in Westberlin an. »Du solltest mehr Zeit buchen«, rät mir der Mann am Telefon. Zwei Stunden erscheinen ihm zu wenig. »Frauen brauchen länger, um locker zu werden«, erklärt er. Er empfiehlt mir drei Stunden. Ich buche schließlich zweieinhalb Stunden. Für 220 Euro! Da überlegt man sich jede halbe Stunde mehr.

Ich bin nervös, als ich die Kantstraße entlanglaufe. Ich habe das Tantra-Institut mit der edelsten Webseite ausgesucht. Ich will keine Räucherstäbchen, Buddhafiguren und Klangschalenmusik haben, während mir jemand die Klitoris massiert. *Was für eine Schnapsidee!,* schimpfe ich mit mir. Nun habe ich doch ganz schön Muffensausen. Gleich werde ich nackt vor einer Masseurin liegen (zu einem Mann will ich auf gar keinen Fall, das fühlt sich zu sehr wie betrügen an). Ich spüre, wie meine Hände feucht werden. Angst macht sich breit. Was ist, wenn ich da auch keine Lust empfinde? Was ist, wenn ich nie wieder Lust empfinde? Was wird aus mir? Was wird aus uns? Ich atme tief ein und aus, um mich zu beruhigen.

Hilft nichts, mein Herz rast weiter.

Na gut, Augen zu und durch, denke ich und drücke die goldene Klingel an dem prunkvollen Altbau.

Eine wunderschöne Frau mit schwarzen kurzen Haaren und dunklen Augen öffnet mir in einem schwarzen Negligé. Sie lächelt mich freundlich an, und ich folge ihr durch einen langen, hohen Flur mit Stuck und Flügeltüren, ein dicker Teppich schluckt meine Schritte. In einem Salon mit Kamin bleibt sie stehen. Es ist ein großer Raum, der schlicht, aber stilvoll eingerichtet ist wie in einem Fünf-Sterne-Hotel. Sie nimmt mir mit langsamen Bewegungen meinen Mantel ab, reicht mir so anmutig wie eine Geisha Handtuch, Sarong sowie Pantoffeln und deutet auf das Badezimmer. In der Dusche verbiete ich mir, groß nachzudenken. Ich bin froh, dass ich es noch geschafft habe, mich zu rasieren. Ich trockne mich schnell ab und gehe, nur mit dem Sarong bekleidet, in das von ihr genannte Zimmer.

Sie sitzt neben einer Kingsize-Matratze und wartet bereits auf mich. Mit tiefer Stimme und leichtem Akzent stellt sie sich vor: Aleksandra Veronika ist ihr Name. Ob sie wirklich so heißt oder es ein Pseudonym ist, frage ich mich, als ich von der weichen Stimme gefragt werde: »Warum bist du hier?«. Ich erzähle kurz vom Kaiserschnitt und der Lustlosigkeit. Ich will nicht zu viel sagen, denn ich habe Angst, mich selbst zu blockieren. Ich will mich nicht schon wieder jammern hören, dass ich nichts fühlen, dass ich keine Lust empfinden könne. Das ist so deprimierend. *Dem neuen Liebhaber schmiert man seine ganzen Probleme ja auch nicht gleich beim ersten Date aufs Brot,* denke ich.

»Möchtest du auch intim berührt werden?«, fragt mich Aleksandra Veronika. Ich nicke. Sie schaut mir tief in die Augen und sagt mit ihrem weichen Singsang: »Gehe nur so weit, wie es sich für dich gut anfühlt. Gehe verantwortungsvoll mit dir um.«

Ob sie Französin ist, frage ich mich, als ich zitternd vor Aufregung nur mit dem Sarong bekleidet auf der Matratze stehe. Die Liegewiese ist beheizt, und wohlige Wärme krabbelt von meinen Füßen nach oben. Die Masseurin kniet sich vor mir nieder und legt ihre Stirn auf den Boden vor meinen Füßen. *Was für eine demutsvolle Geste,* denke ich berührt. Ich fühle mich plötzlich so wertvoll, wichtig und geachtet. Sie küsst meinen rechten, dann meinen linken Fußrücken. Das ist so intim, dass ich eine Gänsehaut bekomme. Sie zeigt mir an, dass ich mich auf den Rücken legen soll. Ich lege den Sarong zur Seite und tue, wie mir geheißen. Zu meinem Erstaunen zieht sich die Masseurin nun ebenfalls aus. Was folgt, ist eine mal behutsame, mal kraftvolle Massage. Sie streicht meine Beine und Arme aus, streichelt meinen Bauch, die Innenschenkel und knetet sogar meine Ohrmuscheln. Da drin bin ich tatsächlich noch nie berührt worden. Alles ist sehr sinnlich, sanft und entspannend. Mal haucht sie mir über die Haut, mal spüre ich ihre Brustwarze auf meinem Oberarm, und meine Hand liegt unentwegt auf ihrem weichen Schenkel.

»Atme nun in deinen Bauch und stöhne beim Ausatmen«,

sagt sie. »Das verbindet dich mit deinem inneren Körper.« Brav befolge ich die Anweisung und muss fast lachen. Stöhnen ohne Erregung fühlt sich komisch an. Was die im Nachbarzimmer wohl denken? Plötzlich streicht sie sanft über meine Kaiserschnittnarbe – ich breche in Tränen aus. Ich spüre das Skalpell wieder, wie es sich durch meine Haut zieht. Ich spüre die Angst, die Panik und den Druck im Bauch beim Zunähen. Aber auch die Trauer und das Versagen. Ich weine. Es ist das zweite Mal, dass ich dem Raum geben darf – und ich lasse los. Ich weine weiter, die Tränen scheinen kein Ende zu nehmen. Ein Schütteln durchläuft meinen Körper, ich beiße die Zähne zusammen und brülle plötzlich den Schmerz raus. Aleksandra Veronika sitzt einfach nur neben mir, sie sagt nichts, urteilt nicht und kommentiert nicht.

Als ich mich gesammelt habe, soll ich wieder stöhnen, denn nun ist meine Yoni, wie sie die Vulva nennt, dran.

Ganz vorsichtig streicht sie darüber. Sie liebkost sie mit genauso viel Langsamkeit und Konzentration wie vorhin meine Ohrmuschel. Meine Vulva fühlt sich zum ersten Mal in meinem Leben wie ein ganz normaler Körperteil an. Kein Wunsch steckt dahinter, dass ich jetzt erregt werden, feucht werden oder kommen muss.

Das nimmt den Druck raus, entspannt mich noch mehr – ich komme.

Das Universum öffnet sich. Licht umspült mich. Ich stehe zwischen den Sternen, schaue in die Unendlichkeit und staune.

»Deine Zeit ist um«, flüstert mir Aleksandra Veronika

sanft ins Ohr. Ich weiß nicht, wie lange ich da gelegen und in die Unendlichkeit geblickt habe.

»Ich hätte doch drei Stunden buchen sollen«, keuche ich grinsend.

Aleksandra Veronika setzt sich zu mir auf die Matratze. Sie reicht mir den Sarong und eine Tasse Tee.

»Wie fühlst du dich?«, fragt sie. Ich setze mich auf und lege meine Finger um die heiße Tasse. Ich kann noch ein Zittern in mir fühlen. Ist es die Erschöpfung? Schließlich habe ich vorhin sehr geweint. Oder doch die Erregung?

»Ich bin glücklich«, sage ich.

Neugierig schaue ich sie an. »Was war das denn?«, frage ich und erzähle vom Universum, den Sternen und dem Licht, das ich vor meinem inneren Auge gesehen habe.

»Sex kann so viel mehr sein«, sagt sie geheimnisvoll.

»Warum mag ich dann keinen mehr haben?«, frage ich. Ich klinge frustriert und ärgere mich darüber.

»Der Gebärmutterhals ist das Kraftzentrum der Frau«, erklärt Aleksandra Veronika. »Der Kaiserschnitt geht da genau drüber und hat dich von deiner Lebensenergie abgeschnitten.« Das leuchtet mir total ein. »Außerdem ist die Gebärmutter ein Muskel und kann daher Traumata speichern«, sagt sie. Ich schaue sie fragend an. »Die Geburt war wohl traumatisch für dich. Die Ängste, die Panik und den Kummer hast du in der Gebärmutter gespeichert. Die ist dann verhärtet, so, wie Schultern sich versteifen, wenn man sie immer nach oben zieht. Wenn die Gebärmutter verhärtet, dann empfinden Frauen nicht mehr viel. Denn eigentlich braucht es gar nicht viel Reibung für einen Orgasmus, viel eher Entspannung.« Ich nicke. Verstehen tue ich es nicht richtig, denn ich bin auf einmal so müde. Ich will nur noch heim. Ich fühle mich so weich, offen und durchlässig. Ich gönne mir ein Taxi, denn auf Menschenmassen in der S-Bahn habe ich gerade keinen Bock.

RUND UM TANTRA

Was ist Tantra?

Tantra wird oft mit Kamasutra verwechselt und auf den rein sexuellen Aspekt reduziert. Dabei ist Tantrismus eine eigene spirituelle Richtung, die aus dem Indien des Mittelalters stammt. Tantras sind spirituelle Schriften, die einem den Weg zu göttlichem Bewusstsein weisen. Tantra bedeutet in der noch heute in Indien als Literatur- und Gelehrtensprache verwendeten altindischen Sprache Sanskrit »Webstuhl; Gewebe, Zusammenhang«. Im Gegensatz zu asketischen Richtungen wird beim Tantra alles im Leben als Einheit gesehen und nichts ausgegrenzt. Die Tantriker ziehen sich also nicht von der Welt zurück, im Gegenteil: Der Körper, die Gefühle und alle Ereignisse des Alltags werden genutzt, um Erleuchtung zu erlangen.

Tantriker lehnen vor allem den Körper nicht ab. Für sie ist die sexuelle Energie (Kundalini) die kosmische Lebenskraft. Kundalini steht, stark vereinfacht, für diese Energie, die sogenannte »Schlangenkraft«, die in jedem Menschen schlummert. Tantriker erwecken sie, um ein höheres Bewusstsein zu erlangen. Die Vereinigung von Shiva (absolutes Bewusstsein) und

Shakti (kosmische Urenergie) – Letzteres steht verkürzt für die männlichen und weiblichen Prinzipien – ist nicht nur eine lustvolle Begegnung, sondern ein Ritual, um in Verbindung zu sein mit allem, was ist. Also mit Gott, der Urquelle, dem Universum oder wie immer du es für dich nennst.

Das Tantramassage-Ritual

Ganz einfach ausgedrückt, ist das Tantramassage-Ritual etwas, das den ganzen Körper umfasst – also auch den Intimbereich. Eine Tantramassage kann zwei bis drei Stunden dauern. Zu Beginn geht es um den Yin-Yang-Ausgleich, es werden die Energien im Körper ausbalanciert. Im Anschluss erfolgt die Intimmassage, wenn gewünscht. Ich habe es so empfunden, dass das erweckte Kundalini regelrecht als Energie vom Becken in den Kopf strömt. Bei mir wurden Blockaden gelöst und das Scheitelchakra geöffnet, und ich habe gespürt, dass eine Verbindung zu allem, was ist, entstanden war.

Die Intimmassage

Die Intimmassage betrifft den Lingam oder die Yoni. Lingam ist, verkürzt gesagt, der tantrische Begriff für Penis. Das Wort stammt wieder aus dem Sanskrit und bedeutet »Zeichen«, »Symbol«. Dito für »Yoni« als Beschreibung für die weiblichen Genitalien Vulva, Vagina und Uterus. Die ursprüngliche Bedeutung lautet »Ursprung«, »Quelle«, »Ruheplatz«, »Nest«.

Bei der Intimmassage geht es um Achtsamkeit und Absichtslosigkeit. Der/die zu Massierende wird immer gefragt, ob der Intimbereich berührt werden darf. Erst nach einem klaren Ja kommt es zur Berührung. Diese ist stets absichtslos, sie verfolgt also kein Ziel. Ein Orgasmus kann kommen, ist aber kein Muss. Gerade diese absichtslosen Berührungen werden von vielen als heilsam empfunden. Von Frauen übrigens genauso wie von Männern.

Die Yoni-Massage

Eine professionelle Yoni-Massage birgt großes Potenzial, da sie die einzige Körpertherapie ist, die das weibliche Geschlecht mit einbezieht. So kann die Frau zum einen eine sehr lustvolle Erfahrung machen, losgelöst von Beziehungen und wenig intimen One-Night-Stands, sie kann zum anderen aber auch die Heilkraft der Yoni-Massage nutzen, um seelische Wunden zu heilen.

Während der zwei- bis dreistündigen Massage entspannt die Frau, baut Vertrauen auf, lässt los und öffnet sich. Erst, wenn sie ihr Ja gibt, wird der Intimbereich berührt. Die Masseurin oder der Masseur geht dabei nur so weit, wie die Kundin es wünscht oder sie es für angemessen hält. Zuerst werden der Außenbereich, die Vulva, die Schamlippen, die Klitoris massiert, dann innen die Vagina bis zur Zervix, dem G-Punkt und dem A-Punkt. Manche Frauen kommen zum Orgasmus, manche haben andere Themen. So kann das Tantramassage-Ritual alles sein, von lustvoll und sexy, bis heilsam und versöhnend.

Wie finde ich eine verantwortungsvolle Masseurin, einen Masseur?

Gerade, weil es bei der Intimmassage ein sicherer Raum sein muss, ist die Wahl der Masseurin oder des Masseurs enorm wichtig. Der Begriff »Tantramassage« ist nicht geschützt, daher solltest du bei der Auswahl große Sorgfalt walten lassen. Das Portal yoni-massage.info informiert ausführlich über die Massage, es listet vertrauenswürdige Anbieterinnen und Anbieter auf. Die Macherin kann dir vielleicht sogar ein vertrauensvolles Institut in deiner Nähe empfehlen.

Worauf solltest du bei der Wahl achten?

Hilfreich ist es, wenn du dir über deine Motivation im Klaren bist. Willst du ein lustvolles Erlebnis oder soll ein Geburtstrauma geheilt werden? Willst du deinen G-Punkt erforschen oder ein sexuelles Trauma bearbeiten? Schau dir daher am besten zuerst die Webseite an, da bekommst du einen guten Eindruck der verschiedenen Möglichkeiten und Ziele. Vertrauen und Sympathie sind superwichtig, genauso wie Kompetenz und Erfahrung. Wenn du meinst, dich entschieden zu haben, rufst du am besten einmal an und besprichst alles persönlich. Solltest du immer noch unsicher sein, dann buche doch einfach die erste Session ohne Intimmassage. Wenn sich die gut anfühlt, kannst du beim nächsten Mal weiter gehen.

Und wenn es während der Session doch nicht passt? Wann sollte man als Klientin Nein sagen?

Sobald du dich nicht wohlfühlst, Bedenken hast, dich überrumpelt, überfordert, nicht ernst genommen fühlst, musst du sofort Nein sagen, ansonsten missachtest du deine eigenen Grenzen und fühlst dich nachher schlecht. Gerade bei der Yoni-Massage musst du sehr eigenverantwortlich mit dir umgehen. Wenn du weißt, dass das deine Schwachstelle ist, dann sprich es unbedingt im Vorgespräch an, sodass die Masseurin oder der Masseur dafür sensibilisiert ist und sich immer wieder aktiv deine Zustimmung einholt.

Was geht gar nicht?

Deine Grenzen dürfen nicht verletzt werden – genauso wenig wie die der Masseurin oder des Masseurs. Von daher besprich alles, was dir wichtig ist, vorher. Wenn du nicht am Kopf berührt werden möchtest, dann sag das. Wenn du Probleme mit den Brüsten oder dem Po hast, raus mit der Sprache.

Ansonsten gilt: Es ist eine reine Massage. Keine Küsse, keine orale Stimulation, auch keine mit Brust oder Penis, und kein Geschlechtsverkehr. Auch die Masseurin oder der Masseur wird nicht berührt, das wäre ebenfalls eine Grenzüberschreitung.

HAPPY VAGINA

Am Morgen nach der Tantramassage mustert mich mein Freund gespannt. Ich spüre, dass er vor Neugier platzt. Ich muss grinsen. Er ist viel zu zurückhaltend, um mich mit Fragen zu löchern.

»Es war gut«, sage ich und gehe in die Dusche. Grinsend kommt er mir nach.

»Ein bisschen mehr bitte«, fordert er dann doch.

»Heute Abend«, sage ich. Wir geben uns einen Abschiedskuss, und er bringt die Kleine in die Kita.

Ich will ihm noch nichts erzählen. Das gestrige Erlebnis erscheint mir so kostbar, dass ich es nicht in Worte fassen, es nicht zerreden möchte. Es ist wie ein Schatz, den ich gefunden habe und nun erst mal selbst bestaunen möchte. Irgendetwas ist gestern passiert. Etwas Intimes, Persönliches, etwas, dass ich selbst noch nicht fassen kann. Ich habe heute tatsächlich mehr Energie, bin fröhlich und happy aufgewacht, und das erste Mal seit Jahren spüre ich mein Becken wieder, kann die Wärme zwischen den Beinen fühlen, das Pochen und Ziehen der Lust.

Aber das ist nicht alles. Ich bin nicht nur erleichtert, dass meine Libido doch noch funktioniert, sondern auch geflasht. Nicht nur von dem Orgasmus, sondern von dem Gefühl danach. Dem Licht, den Sternen, der Unendlichkeit. Was war das? *Kann es sein, dass ich beim Sex bisher nur einen klitzekleinen Teil von etwas viel Größerem erlebt habe?*, frage ich mich. Und warum nur ein Stück von der Pizza essen, wenn ich die ganze haben kann? Vielleicht kann die Yoni (jetzt sage ich auch schon »Yoni«) ja nicht nur Orgasmen schenken, sondern ist das Tor zum Universum, zu unserer eigenen Göttlichkeit. Ich muss über mich lachen. Ich klinge fürchterlich esoterisch.

Ich sollte darüber schreiben. *Vielleicht mache ich sogar einen Blog daraus, schließlich bin ich Journalistin,* denke ich. Ich setze mich an den Schreibtisch und gebe erst mal »Yoni« bei Wikipedia ein: Ich lese, dass es »Ursprung« aber auch »Nest« bedeutet – in dem Moment verliebe ich mich in das Wort. Es klingt so sanft und einladend, aber auch irgendwie stark. Mit Scheide, Pussy, Muschi, Möse oder Mumu konnte ich mich noch nie anfreunden. Von nun an hat mein Unten also einen Namen: Yoni.

In dem Moment klingelt mein Handy. Meine Freundin Mona ist dran. Sie arbeitet in einem Swingerclub und manchmal auch als Domina. In Sachen Sex spielt sie definitiv in der Oberliga und hat auch null Hemmungen, zu sagen und sich zu nehmen, wonach ihr der Sinn steht.

»Wie war's? Bist du gekommen?«, fragt sie sofort.

»Ja, bin ich«, sage ich und grinse von einem Ohr zum anderen.

Mona ist auch seit Kurzem Mutter. Ihr Kind hat sie mit einem schwulen Freund gezeugt. Nun ist ihre Tochter immer die halbe Woche bei ihr und die andere Zeit beim Vater. Klappt super zwischen den beiden – und das, obwohl sie nun sogar schon zu viert sind. Seit einiger Zeit hat Mona nämlich einen festen Freund. Jung, athletisch – und supernice mit ihrem Töchterchen. Mit ihm vögelt sie sich gerade den Verstand aus dem Leib.

»Ist also doch noch alles intakt«, stellt Mona fest.

»So was von«, bestätige ich.

»Woran liegt's dann mit dem No Sex?«, fragt sie. Ich weiß keine Antwort darauf und schweige.

»Na ja, auch egal. Hauptsache, du hast jetzt einen Ort gefunden, wo du die Englein singen hörst«, sagt sie lachend. Wenn es nach Mona geht, ist alles so einfach. Doch ich will mein Sexglück nicht auslagern! Ich will die Englein bei meinem Freund singen hören!

»Was war das Tollste an der Massage?«, fragt Mona weiter.

»Die absichtslose Berührung«, sage ich sofort. »Das kannst du dir nicht vorstellen: So bin ich noch nie berührt worden. Ohne Druck, ohne Erwartungshaltung, ohne, dass ich funktionieren muss«, erkläre ich. Ich merke, wie mir das gutgetan hat und schwärme weiter: »Das war ganz anderer Sex. Das war Genuss pur. Leichtigkeit und Freude, aber auch Traurigkeit und Angst. Alles durfte sein und wurde zum Schluss zur Ekstase.« Ich merke, wie die Worte nur so aus mir raussprudeln.

»Und der Orgasmus?«, fragt sie

»Frag nicht«, sage ich. »Der WAHSNINN! Sie hat mich einfach nur ganz sanft gestreichelt, und dann hat es plötzlich ›BÄM!‹ gemacht. Ich bin nicht einfach nur gekommen, ich stand im Universum. Um mich herum haben die Sterne geleuchtet. Und ich war ein Teil davon, als ob auch ich ein Stern wäre, der leuchtet«, sage ich. Bei den letzten Sätzen bin ich leiser geworden. Das Erlebnis ist so kostbar, ich habe Angst, dass Mona mich auslacht und es mir kaputt macht.

»Was hat denn diese Masseurin für eine Ausbildung?«, fragt sie plötzlich.

Ich denke kurz nach. »›*Sexological Bodyworker*‹ nennt sich das«, antworte ich. Mona wird still am anderen Ende der Leitung.

»Das will ich auch lernen«, schießt es plötzlich aus ihr heraus.

»Du?«, frage ich. Mona hat eine megadirekte Berliner Schnauze. Eine, die es locker mit Samantha aus *Sex and the City* aufnehmen könnte und die von sich sagt: »Ich habe keine Goodie-Schublade, ich habe einen Goodie-Schrank.« Mona, wie sie jemandes Füße hingebungsvoll küsst, kann ich mir kaum vorstellen.

»Ich möchte auch solche Orgasmen mit dem Universum erleben«, sagt sie trocken. »Ich will das lernen.« Plötzlich habe ich eine Idee.

»Und darüber schreibst du dann in meinem Blog«, sage ich.

»Yeah, wir schreiben über unseren Sex, das ist cool!«, sagt sie.

Kaum lege ich auf, klingelt es wieder. Bis zum Nachmittag haben mich fünf Freundinnen angerufen. Wir lachen, wir kichern, wir erzählen uns die tollsten, schönsten und schrägsten Sexerlebnisse. Zum ersten Mal rede ich mit meinen Girls über Sex. Darüber, ob sie happy sind, ob sie jedes Mal einen Orgasmus haben und ob sie jemals dabei ins Universum geschossen wurden.

Beim letzten Punkt herrscht Schweigen. Orgasmen als Tor zum Universum kennt keine. *Darüber muss ich einen Blog schreiben,* denke ich wieder. Wenn das Thema »Sex« bei meinen Freundinnen auf so reges Interesse stößt, dann ist es absolut einen Blog wert. Mein Herz schlägt schneller, Adrenalin pumpt durch meine Ohren. Was für eine coole Idee! Aufgekratzt klappe ich meinen Laptop auf und google »Tantramassage«. Ich fange an zu lesen, und in meinem Kopf schwirrt es bald vor neuem Wissen: Yoniversum, Ahninnen-Traumata, weibliche Ejakulation, Gebärmutterhalsorgasmus. Wow, da gibt es ein ganzes Universum an Sexwissen, von dem ich, obwohl ich mich als sexuell aufgeschlossen bezeichne, nichts ahnte.

Ich *muss* einen Blog machen!

Da klingelt schon wieder mein Handy. Diesmal ist es Babette.

»Wie war…«, weiter kommt sie nicht. Ich erzähle ausführlich von der Massage und dem Orgasmus.

»Und weißt du, was komisch ist? Heute ist meine Libido wieder da. Ich habe total Lust, hoffentlich kommt Johannes bald«, sage ich. Babette und ich grölen vor Lachen.

»Das mit der fehlenden Libido kenne ich«, sagt sie. Ich werde hellhörig. Babette ist Single und genießt ihre Freiheit in vollen Zügen. Tinder, Bumble, OkCupid – sie hat überall einen Account und schnappt sich die tollsten Kerle fürs Bett.

»Erst als ich die Pille abgesetzt hatte, habe ich den Spaß am Sex wiederentdeckt. Die Hormone hatten meine Libido gekillt«, eröffnet sie mir.

»Wirklich? Wie krass ist das denn?!«, antworte ich. »Darüber musst du in unserem Blog schreiben«, schlage ich vor.

»Blog? Du machst einen Blog?«

»Ja. Mit Mona. Über Sex«, sage ich.

»Ich bin dabei.«

»Wirklich?! Drei Forscher für ein Halleluja«, lache ich.

»Drei Forscher*innen*«, korrigiert sie mich.

Beim Abendbrot erzähle ich Johannes davon.

»Es gibt so viel mehr über Sex zu wissen. Ich will wirklich einen Blog dazu schreiben«, sage ich.

»Damit ihr alle *Happy Vaginas* werdet?«, fragt er. Ich nicke.

»*Happy Vagina,* was für ein toller Name«, sage ich. Ich schalte mein Handy ein, um zu sehen, ob die Domain noch zu haben ist.

»Wie war die Massage?«, fragt er. Ich lege mein Telefon weg und fange an zu erzählen. Johannes hört mir aufmerksam zu. »Als sie mich auf die Fußrücken geküsst hat – das war so unglaublich ehrfurchtsvoll«, sage ich und nippe am Weinglas. »Sie hat mein Ohrläppchen mit der gleichen Intention geknetet wie die Vulva – nämlich gar keiner«, erzähle ich weiter. Während ich spreche, behalte ich ihn im Auge. Ist er eifersüchtig? Aber nein, er strahlt mich an und prostet mir zu. *Hat er meinen versteckten Hinweis über die absichtslose Berührung bemerkt?,* frage ich mich. Angefasst, berührt, gestreichelt zu werden, ohne etwas erfüllen zu müssen, war so neu für mich und hat sich so toll angefühlt. Ich will das mit ihm auch erleben. Doch ich traue mich nicht, es ihm zu sagen. Unser Sexleben ist schon belastet genug, wenn ich jetzt noch fordere: »Du, Schatz, kannst du mich bitte nur noch absichtslos berühren?«, dann flippt er aus.

Lieber schwärme ich noch eine Runde davon, doch ich merke, dass er mir inzwischen gar nicht mehr zuhört. Er schaut mich verliebt an. Ich kann seine Erleichterung und Freude förmlich mit Händen greifen. Endlich ist seine Freundin wieder die alte. Strahlt, lacht, ist begeistert.

»Ich glaube wirklich, der Blog ist eine super Idee«, wechsle ich das Thema. Johannes nickt, doch ich sehe, dass seine Gedanken ganz woanders sind.

Schnell trinkt er aus und zieht mich aufs Sofa. Seine Küsse sind feurig, und auch ich habe Lust auf ihn. Ich giere regelrecht nach seinen Berührungen. *Endlich kann ich sie wieder genießen,* freue ich mich. Ich bin unendlich erleichtert. Die alte Tina ist zurück. Juhu. Seine Haut fühlt sich so samtig an, seine Hände streicheln mich, immer mehr, immer fester, immer doller.

»Autsch. Sei bitte ein bisschen sanfter, das tut weh«, raune ich. »Und bitte auch ein bisschen langsamer«, lege ich vorsichtig nach. Er wirft mir einen genervten Blick zu.

»Lass los und vertraue mir!«, sagt er.

»Das will ich ja, aber es geht alles so schnell«, sage ich. Mein Freund stöhnt genervt.

»Ich will dich, was ist so falsch daran? Ich fühl mich schon wie ein Sexmonster, das alles falsch macht«, sagt er und setzt sich frustriert neben mich. Ich verspüre einen Stich im Herzen. Ich fühle mich schrecklich. Ich sehe seine Enttäuschung und seine Verletzung. Ich weiß keine Antwort. Ich weiß nur, dass ich den Sex so nicht mehr mag.

»Ich brauche mehr Langsamkeit. ›Absichtslosigkeit‹ hat sie es genannt«, füge ich vorsichtig hinzu.

»Ich will doch einfach nur mit dir schlafen«, knurrt er. Dann atmet er tief durch. »Schau mal: Wenn ich dich ansehe, dann habe ich Lust auf dich. Wie soll ich da absichtslos sein? Das geht doch gar nicht. Ich liebe dich, ich begehre dich, ich will, dass wir wieder Sex haben. Absichtslosigkeit ist genau das, was ich gerade nicht kann, sonst schläft unser Sexleben komplett ein«, sagt Johannes und schaut mich traurig an. Ich weiß nicht, was ich noch sagen soll. Ich spüre seine Lust – und meine Überforderung. Er ist so wild und ich so verletzt und verunsichert. Ich will auch, dass wir wieder Sex haben. Nur so, wie wir ihn haben, ist er mir zu stürmisch. Ich bin ratlos. Schweigend gehen wir ins Bett. Jeder dreht sich auf seine Seite, und ich tue so, als ob ich schlafen würde. Doch in meinem Kopf herrscht dazu viel zu viel Chaos.

Ich bin in den Kreißsaal geschoben worden und als andere Frau herausgekommen. Äußerlich sehe ich zwar wieder aus wie vorher, aber innerlich bin ich nicht mehr die Gleiche. Ich bin lustlos und antriebslos. Nicht nur im Bett, auch in der Arbeit, mit unserem Kind und bei meinen Freunden fehlt mir der Drive, die Freude, die Energie. Ich schleppe mich durch den Tag, durch mein Leben. Ich bin dauermüde und dauererschöpft. Ich stehe schon morgens gerädert auf, versuche, irgendwie den Tag hinter mich zu bringen und falle abends müde ins Bett. Ich habe nicht einmal mehr die Energie, darüber nachzudenken, was ich ändern könnte. Ich bin froh, wenn der Tag durch ist und ich schlafen kann.

Nach der Massage ist es zum ersten Mal anders gewesen. Ich bin heute voller guter Laune aus dem Bett gesprungen (obwohl die Kleine zweimal in der Nacht wach war). Habe Lust aufs Arbeiten, aufs Freundesehen, aufs Leben. Als wäre ich während der Massage an eine Steckdose angeschlossen und meine Batterien wären aufgefüllt worden. Ich beschließe, Aleksandra Veronika anzurufen. Sie hat mir ihre Nummer gegeben, falls ich noch Fragen habe. Und Fragen habe ich viele. Nämlich: Warum kann ich bei der Tantramassage loslassen und kommen, aber bei meinem Herzensmenschen nicht?

WANN HATTEST DU DAS LETZTE MAL SEX?

Mein Freund und ich sitzen bei einer Tasse Tee und schweigen uns an. Es ist Samstag, die Kleine hält gerade Mittagsschlaf. Seit unserem letzten Sexversuch vor einer Woche hat sich die Stimmung zwischen uns noch verschlechtert.

»Kannst du mir bitte den Tee reichen?«, frage ich.

»Steh doch selbst auf und hol ihn dir«, sagt er.

»Er steht doch vor deiner Nase«, raunze ich.

»Aber genauso weit weg wie von dir«, entgegnet er zornig.

»Blaff mich doch nicht so an«, rufe ich.

»Sei leise, sonst weckst du das Kind«, ruft er zurück. Wir

schweigen und schauen uns zornig an. Fast jeder Satz endet inzwischen im Streit.

»Warum kannst du nicht ein bisschen netter zu mir sein? Ich tu und mach den ganzen Tag. Kümmere mich um unsere Tochter, den Haushalt und darum, dass es auch dir letztlich gut geht«, sage ich traurig.

»Nein, tust du nicht«, sagt er. »Du *willst* immer nur und forderst, und nichts kann ich dir recht machen«, sagt er, seine Augen funkeln vor Zorn. Seit unser Sex ausgezogen ist, haben wir einen neuen Dauergast: den Streit. Über unser Liebesleben reden können wir nicht mehr, denn Sex ist inzwischen zum verminten Feld geworden. Sobald *ich* etwas sage, verdreht er die Augen, und wenn *er* davon anfängt, fühle ich mich sofort unter Druck gesetzt. Seit der Geburt vor drei Jahren hat sich unser Liebesleben zum immer Schlechteren entwickelt. Gab es am Anfang noch liebevolle Versuche und also Hoffnung, bewegen wir uns mittlerweile immer öfter in einem Minenfeld aus Vorwürfen und Schweigen. Der Massagegutschein erschien mir wie ein letzter Rettungsversuch – doch seit dieser Woche bin ich mir nicht mehr so sicher, ob die Rettung gelingen wird. Trotzdem versuche ich, optimistisch zu bleiben.

»Ich weiß, dass das zwischen uns gerade nicht so gut läuft«, sage ich und schaue ihn an. Ich kann jetzt die Verzweiflung in seinen Augen sehen.

»Ich weiß nicht, woran es liegt. Aber ich werde es herausfinden«, spreche ich weiter. Dabei versuche ich ein Lächeln, das Zuversicht verströmen soll.

»Und ich weiß nicht, wie lange ich das noch aushalte«, sagt

er leise. Ich spüre, dass er sich von mir entfernt. Unsere Streitereien und meine Zurückweisungen setzen ihm zu. Er zieht sich in sich zurück.

Ich habe plötzlich eine Scheißangst, dass es gar nicht mehr zwischen uns klappen wird. Es kann doch nicht sein, dass mit 42 Jahren meine Libido ihren Dienst eingestellt hat. Die wohnt jetzt auf den Bahamas und chillt in der Sonne, während ich in meinem Liebesleben ohne sie klarkommen soll? Das akzeptiere ich nicht!

Ich habe in meinem Leben schon so viele Dinge nicht akzeptiert, von denen es hieß: Das ist eben so. Du brauchst ein Studium, um einen guten Job zu kriegen. Das ist eben so. Nein, ist es nicht! Studium geschmissen, nach Hamburg gezogen und dort als Journalistin angefangen. Du brauchst Sicherheit und deshalb eine Festanstellung, das ist eben so. Nein, ist es nicht. Als Freie gearbeitet und mit vielen Aufträgen viel Sicherheit gewonnen. Hätte ich jedes Mal, wenn ich gehört habe: »Das geht nicht, finde dich damit ab« zehn Euro ins Sparschwein geworfen, wäre ich wahrscheinlich reich. Gut, reich bin ich eben nicht, dafür glücklich. Diesen Trotz habe ich von meiner Mama geerbt: Es gibt immer einen Weg – man muss ihn nur finden. Für mich ist klar: Es muss einen Weg zurück zu meiner Libido geben, und ich werde ihn finden!

Abends treffe ich meine Mädels auf einen Drink. Mona ist dabei, Babette, Mia, Melody und Anne.

»Wann hattet ihr das letzte Mal Sex?«, frage ich direkt heraus.

»Gestern. Mit diesem Tinder-Typen – und seinem Freund«, antwortet Babette. »Die haben mir einen Dreier vorgeschlagen. Ich fand die süß, und gestern haben wir uns getroffen.«

»Wie war's?«, wollen wir alle wissen.

»Sehr schön und fast liebevoll, auch wenn es mit dem einen Typen nicht so gut geklappt hat. Der war so bemüht und sehr nervös. Ich habe dann eigentlich nur noch mit seinem Freund rumgemacht, und das war richtig toll. Bin noch völlig kaputtgespielt«, sagt sie und feixt von einem Ohr zum anderen.

»Tinder ist also der Bringer?«, frage ich.

»Nein, das Angebot ist meistens beschissen«, sagt sie. Dabei zieht sie ihr Smartphone raus und zeigt uns Screenshots von Typen, die sich über Tinder bei ihr gemeldet haben. Einer steht in der Steppe – mit Pelzjacke und Streitaxt. Wir kreischen vor Lachen. Ein anderer hat so viele Muckies, dass er aussieht wie mit Helium aufgeblasen, ein Kerl hat besser gezupfte Augenbrauen als die Kardashian-Schwestern und einer einen Topfschnitt made by Mutti. Mich schüttelt es beim Anblick. Ich will wirklich, dass das mit Johannes wieder ins Laufen kommt.

»Das ist noch gar nichts«, sagt Mona und zeigt ihr Smartphone.

»Ich bekomme Penisbilder.« Sie reicht ihr Handy rum, und darauf sind tatsächlich Dick Pics zu sehen.

»Stellt euch das vor: Die Typen denken wirklich, das würde mich davon überzeugen, sie zu treffen«, sagt sie und schüttelt ratlos den Kopf. »Ansonsten hatte ich auch erst gestern Sex.

Ich hab diesen neuen Vibrator, den musste ich mit meinem Kerl ausprobieren. Anal funktioniert der schon mal super …«

»Mona, erspar uns die Details!«, ruft Babette. Die Moscow Mules kommen, und ich nehme einen großen Schluck. Schmeckt köstlich. Nachdem ich zwei Jahre keinen Alkohol getrunken habe, wegen Schwangerschaft und Stillen, genieße ich es jetzt sehr, meinen Körper wieder für mich zu haben und zu tun, wonach mir der Sinn steht. Und heute ist es quatschen, trinken und feiern. Später wollen wir noch in einen Club, und ich habe mir fest vorgenommen, mir die lila Wolken anzusehen, von denen Marteria singt, wenn ich morgen früh nach Hause torkele.

»Ich habe jede Woche Sex«, sagt Melody. Alle starren sie neidvoll an. Sie wird ein bisschen rot und fährt fort: »Ich habe doch diesen Tinder Toyboy, er ist verheiratet, aber er kommt jede Woche.« Alle grölen.

»Und du auch?«, fragt Anne.

»Jede Woche. Und das seit einem Jahr. So glücklich und ausgeglichen war ich noch nie«, sagt sie zufrieden. »Mona, können mein Tinder Toyboy und ich demnächst mal zu dir in den Club kommen?«

»Warum?«, fragt Mona.

»Na, um Sex zu haben«, sagt Melody und lacht.

»Ist das eine Fantasie von dir?«, frage ich.

»Ja, ich wollte immer schon mal wissen, wie Sex ist, wenn andere zusehen«, gibt Melody zu.

Seit wann ist das so?, frage ich mich plötzlich. Seit wir die vierzig geknackt haben, scheint mit unserem Sex etwas passiert zu sein. Gut, meiner chillt im Atlantik, aber bei den anderen tun sich völlig neue Welten auf. Melody probiert ihre Fantasien aus, eine Arbeitskollegin hat gerade ihre Ehe geöffnet, weil es ihr im Bett zu langweilig geworden ist. Nun meldet sich Mia zu Wort.

»Ich kann Monas Partys nur empfehlen«, sagt sie und grinst.

»Nicht wahr!«, entfährt es uns. Mein zweiter Moscow Mule kommt. Gerade rechtzeitig, denn ich brauche wieder einen großen Schluck.

»Ich war letzte Woche da mit Freunden von Freunden. Wir haben es uns auf einem der Betten gemütlich gemacht und Sex gehabt.«

»Und alle haben zugeguckt?«, fragt Melody interessiert.

»Einer wollte sogar mitmachen. Aber das wollten wir nicht«, sagt Mia weiter.

Ich blicke zu Anne. Anne ist seit einer Ewigkeit verheiratet, und ich weiß so gut wie nichts über ihr Sexleben. Doch der Moscow Mule löst meine Zunge.

»Und du?«, frage ich sie.

»Wir haben noch Sex. Wenn ich gestresst bin, sagt mein Mann: ›Leg dich hin, ich verwöhn dich.‹ Und wer bin ich, ihm zu wiedersprechen?«, sagt sie.

»Und du?«, fragt sie mich. Ich schüttle den Kopf.

»Meine Libido ist im Vorruhestand«, antworte ich und stürze den Rest meines Drinks runter. Meine Zunge ist schon schwer – und meine Seele auch.

»Keine Ahnung, ich hab einfach keine Lust mehr auf Sex.

Aber das wird sich bald ändern. Wir starten einen Sex-Blog, damit auch ich endlich wieder eine ›Happy Vagina‹ werde!«, rufe ich und hebe mein Glas. Wir prosten uns zu.

Während die anderen ein Taxi ordern, um in einen Club zu fahren, hält mir Melody ihr Mineralwasser hin, und ich trinke es brav aus. Im Club ist es heiß, voll – und alle sind mindestens zwanzig Jahre jünger als wir. Heute bin ich eine MILF, denke ich. Eine »Mom I'd Like to Fuck«, also eine Mutter, die noch begehrt wird. Wir werfen die Jacken in eine Ecke und stürmen auf die Tanzfläche. Ich tanze, ich trinke, ich feiere. Es müsste auch einen Begriff geben für Mütter, die ausgehen, als ob es kein Morgen gäbe: »Mütter-im-Feier-Notstand«. Also MIFN. Ein Begriff, der beschreibt, wie man in den wenigen Stunden Frauseins versucht, alles nachzuholen, was im 24/7-Muttersein nicht möglich ist. Daher bestelle ich Moscow Mules, tanze wild und trinke auch noch Schnäpse – und zische in Highspeed über die Ziellinie wie eine Sternschnuppe. Kurz leuchte ich hell auf, dann falle ich tief. Binnen drei Stunden bin ich sturzbetrunken. Schaffe es gerade noch mit dem Taxi nach Hause, wo ich kotzend über der Toilette hänge. Am nächsten Tag schmerzt der Bauch, der Kopf – während die Kleine fröhlich und ausdauernd ein Trommelkonzert auf den Kochtöpfen gibt.

»Spaß gehabt gestern?«, fragt mein Freund.

»Nix lila Wolken«, sage ich. *Und nix MILF,* denke ich. Alle Ladys haben Spaß, nur ich nicht. Mein Handy piepst. Es ist eine SMS von Aleksandra Veronika. Sie ist von einem Workshop zurück und hat morgen für mich Zeit. Immerhin, ein kleiner, zarter Lichtblick am Himmel.

AUF EIN NEUES

Ich ziehe meinen Wintermantel an und mache mich auf den Weg zu Aleksandra Veronika. Diesmal treffe ich sie bei ihr zu Hause. Das ist intimer – und auch günstiger. Sie wohnt in der Nähe des Kurfürstendamms. In einer kleinen, schnuckeligen Wohnung unterm Dach. Ich nehme auf einem roten Loungechair Platz, die Regale in ihrem Wohnzimmer sind hinter einem dicken, roten Samtvorhang versteckt. Mitten im Raum thront eine Massageliege. An den Wänden hängen unzählige erotische Aufnahmen von ihr.

»Wie geht es dir?«, fragt sie mich. Ich schlucke bei der Frage, denn ich hatte mir so viel Besserung erhofft nach unserer Session. Doch um bei der Wahrheit zu bleiben, bin ich kaum einen Schritt weiter mit meiner Libido.

»Nicht so gut. Ich genieße den Sex mit meinem Freund einfach nicht mehr so wie früher«, sage ich leise. Es ist mir unangenehm, es laut auszusprechen, so als würde ich hinter seinem Rücken schlecht über ihn reden.

Ich nehme auf der Liege Platz, diesmal gibt es kein Ritual und kein Küssen der Füße, wir wollen gleich zur Sache kommen.

»Atme tief ein und stöhne laut«, sagt sie. Das kenne ich schon, doch diesmal beobachte ich mich innerlich dabei.

Anfangs kommt es mir immer noch komisch vor, doch mit der Zeit spüre ich, dass ich mich durch das Atmen und Stöhnen tatsächlich tiefer mit meinem Körper verbinde. Dass ich mein Becken besser spüren kann und empfindsamer werde. Sanft streichelt Aleksandra Veronika über meine Innenschenkel und den Bauch. Sie lässt sich Zeit, hat keine Eile, und ich rutsche ein Stück tiefer in meine Entspannung. Ich spüre Kribbeln und Wärme aufsteigen. Mein Kopf lässt los, und ich schaukle sanft auf den Wellen der Lust. *Bei ihr geht es so einfach, dass ich in Stimmung komme,* denke ich. Dabei hat sie noch nicht mal irgendeine erogene Zone berührt. Sie streichelt mich einfach, liebkost meine Haut, und alle Poren schreien: Bäm! Mehr! Jetzt! Sex! Bitte!

Und als sie schließlich einfach ihre Hand auf meinen Intimbereich legt, explodiert alles.

Wow! Was für ein Feuerwerk.

»Darf ich eindringen?«, fragt sie leise. Ich nicke. Sie zieht sich Latexhandschuhe an, nimmt ein warmes Massageöl und lässt es über den Yonihügel tropfen. Alles fühlt sich leicht und schön an. Dann kommt die Berührung.

»Aua, das brennt«, rufe ich empört.

»Atme tief in das Brennen«. Ich atme bewusst in die Stelle, die schmerzt, und tatsächlich entspannt sich der Schmerz, verebbt. Während der Session arbeitet Aleksandra Veronika sich von einem schmerzenden Punkt zum nächsten. Immer wiederholt es sich: atmen, entspannen, loslassen. Es ist nicht mehr lustvoll und schon gar nicht sexy. Aber es ist heilsam und erleichternd. Ich schreie, ich weine, ich schäme mich.

KÖRPERPANZER

Wenn wir etwas erleben, das uns emotional überfordert, dann spannen wir bestimmte Muskeln an – je nachdem, um welches Gefühl es sich handelt. Wir ziehen etwa die Schultern hoch, den Bauch oder das Becken ein. Die Emotionen, die uns überfordern, werden dann nach und nach in diesen Muskeln gespeichert, sie verhärten und werden taub.

Eigentlich ist das eine sinnvolle Schutzfunktion unseres Körpers, um stressige Situationen zu überstehen. Doch mit der Zeit bildet sich so ein »Körperpanzer«, der uns psychisch und physisch zu schaffen machen kann.

Weil die Vagina, die Vulva und die Zervix ebenfalls aus Muskeln bestehen, können auch dort überforderte Emotionen abgespeichert werden. Auslöser kann ein sexueller Übergriff sein, aber es reicht auch schon, wenn Frauen Sex haben, obwohl der Körper (noch) nicht bereit dazu ist, oder wenn man den Penis zu früh in sich aufnimmt, mit einem Mann Sex hat, den man nicht wirklich mag, oder Dinge tut, die einem nicht gefallen. Mit der Zeit entsteht ein Körperpanzer (auf Englisch armour), also unbewusste muskuläre Spannungen aufgrund negativer Erfahrungen und negativer Gedanken.

Ein Panzer ist laut dem Psychoanalytiker und Sexualforscher Wilhelm Reich »das Resultat der erstarrten Lebensgeschichte« eines Menschen.

Ich habe von Tantramasseurinnen gelernt, dass diese Verpanzerungen nicht immer das Ergebnis von eigenen, alten

Emotionen sein müssen, sondern sogar von Generation zu Generation weitergegeben werden können. So kann es sein, dass schreckliche Ereignisse wie Kriegstraumata, Todesängste oder Gewalt, die unsere Mütter und Großmütter erlebt und empfunden haben, in *unserem* Körper gespeichert sind.

Langsam entdeckt auch die Wissenschaft dieses Thema für sich. In der Dokumentation »Vererbte Narben« von Liz Wieskerstrauch beispielsweise beschäftigt sich die Regisseurin mit der aktuellen Forschung über diese generationenübergreifenden Traumata.

Viele Tantramasseurinnen, mit denen ich gesprochen habe, sind davon überzeugt, dass sowohl die vererbten Narben als auch eigene traumatische Erlebnisse und sexuelle Übergriffe dazu geführt haben, dass bei vielen Frauen die Vagina taub und unempfindlich geworden ist. Mit Tantra, der Yoni-Massage und einem speziellen *De-Armouring* bearbeiten sie die Körperpanzer, um sie zu heilen.

Körpertherapeutinnen wie Aleksandra Veronika und Silja Rehfeldt in Berlin helfen mit einer Mischung aus Seelen- und Energiearbeit und Tiefengewebemassage (sogenannten *De-Armourings),* solche physischen und emotionalen Spannungen zu lösen. Das *Tantric Body De-Armouring* ist intuitive Körperarbeit, mit der der Körper entpanzert werden kann. Dabei werden Reflexpunkte, Gewebebereiche, Verklebungen und Muskelgruppen am Körper, aber auch in der Vagina, gedrückt, um so mit sehr viel Aufmerksamkeit und Bewusstsein vonseiten der Therapeutin oder des Therapeuten und der Frau diese

Blockaden, die man als Brennen oder Taubheit empfindet, zu lösen.

Diese Entpanzerung kann für Frauen sehr befreiend sein, denn unser energetisches und spirituelles Kraftzentrum ist nun mal der Gebärmutterhals. Aus eigener Erfahrung weiß ich, wie viel besser das Leben nach so einer Entpanzerung sein kann.

Einige Frauen berichten sogar, dass nach der Entpanzerung ihrer Geschlechtsorgane Orgasmen an der Zervix möglich waren (→ dazu später mehr in »Den eigenen Körper kennen von A-Punkt bis Zervix«, Seite 181. Diese Orgasmen sind ein besonders intensives Erleben, denn es gibt *drei* Nerven, die die Zervix mit dem Gehirn verbinden. Zum besseren Verständnis: Die Klitoris hat nur eine Nervenverbindung zum Gehirn, und *da* macht es schon gehörig »Bäm«.

So klappt das Selbstentpanzern

Eine Entpanzerung kann man zum Teil selbst vornehmen. Allem voran sollte die Frau wieder eine sexuelle Beziehung mit sich selbst eingehen. Dabei hilft diese Frage: Was fühle ich, wenn ich mich selbst berühre? Wichtig dabei ist, ehrlich zu sein. Denn die Antwort kann natürlich Freude, Lust und Ekstase sein, aber auch Ärger, Frust, Wut, Ekel oder Scham. Jedes Gefühl gilt es zu akzeptieren und anzunehmen.

Um noch intensiver mit sich in Kontakt zu kommen, rät Tantramasseurin Aleksandra Veronika zu drei wichtigen Dingen: atmen, bewegen und tönen.

Atmen

Die meisten Menschen haben einen flachen Atem, der nur in die Brust geht. Wenn wir aber tief in den Bauch atmen, dann verbinden wir uns mit unserer Sexualität und aktivieren den Energiekörper. Unser Energiekörper ist die feinstoffliche Erweiterung des physischen Körpers, gemeinhin oft »Aura« genannt.

Bewegung

Bewegung macht einen nicht nur locker, sondern bringt einen auch in den physischen Körper hinein. Wir sind im Alltag sehr im Kopf verortet, mit allem, was wir tun, aber wenn man, etwa im Bett, einfach mal die Füße anzieht, die Arme hebt, das Becken kreisen lässt, sich streckt, dann kehrt man automatisch mehr in den Körper zurück.

Tönen

Damit ist nichts anderes als lautes Stöhnen gemeint. Das hat man uns jedoch in der Regel von klein auf abtrainiert. Dabei verbindet uns das Stöhnen beim Sex mit unserem emotionalen Körper (der Emotionalkörper steht für die Gefühle), und das steigert wiederum unsere Lust. Dadurch bringt man das Gewebe zum Vibrieren, man geht in die Ausdehnung und Öffnung, wodurch die Energie wieder besser fließen kann. Durch das Tönen beim Sex können auch plötzlich Emotionen hochkommen: Man fängt an zu weinen oder zu lachen oder hat einen Orgasmus.

Die drei Schlüssel zum Orgasmus sind der Energiekörper, der physische und der emotionale Körper.

ES MUSS WAS PASSIEREN! – DAS ERSTE ABENTEUER ALS PAAR

Offensichtlich kann ich meinem Freund nicht verklickern, was mir gefällt. *Wie denn auch?*, denke ich. Ich weiß es ja selbst nicht mal genau. Das Einzige, was ich weiß, ist: Die Tantramassagen mit diesen absichtslosen Berührungen tun mir verdammt gut. Ich finde diese Art, berührt zu werden, einfach gigantisch. Als ob mein Herz gestreichelt, meine Seele liebkost werden würde.

In meinen Zwanzigern ging es vor allem darum, viel auszuprobieren. Sex glich eher einer Bucketlist-Challenge. Also: Welche Dinge muss ich erlebt habe, bevor ich groß bin?

Sex im Meer, im Auto, zu viert.

Sex war ein ganz großes Abenteuer. Ob ich komme, einen Orgasmus habe, war mir damals nicht wichtig. Mir nicht – und auch den Männern nicht. Als mich tatsächlich mal ein brasilianischer Liebhaber fragte: »Warum bist du nicht gekommen?«, habe ich mich fast geschämt.

In meinen Dreißigern wurde das dann ein großes Thema: mein Orgasmus. Ich wollte große Ohhhs und Aaahs erleben. Endlich hatte ich mit Johannes jemanden gefunden, bei dem ich mich traute, mich auf die Forschungsreise zu machen. Zuerst lernte ich als Spätzünderin die Selbstbefriedigung (→ dazu später mehr in »Den eigenen Körper kennen von A-Punkt bis Zervix«, Seite 181. Und kam so auch endlich zu Orgasmen beim gemeinschaftlichen Sex. Bäm!

Und nun, in meinen Vierzigern? Offensichtlich hat sich

mein Körper verändert. Und nicht nur der. Ich gehe auf die 43 zu und spüre, dass sich mein Verlangen im Bett verschoben hat. Ich will mehr Tiefe und mehr Nähe erleben. Ich will mich geliebt und gesehen fühlen. Ich will weniger Bucketlist und Abenteuer im Außen, stattdessen meine Erregungen im Inneren erforschen. Im Alter bin ich offenbar fähig geworden, tiefer zu empfinden, und durch diese Sensibilität braucht es weniger Reibung als früher. Dafür aber mehr Raum hineinzuspüren und zu sein.

Vielleicht ist Sex kein festgeschriebener Zustand?, frage ich mich. Wir lernen Sex als junge Erwachsene und denken: Der wird jetzt immer so sein, für den Rest meines Lebens. Doch wir verändern uns, unsere Partner verändern sich, und auch Sex muss und darf sich verändern. Unsere Körper altern, unsere erogenen Zonen erlöschen, dafür reift unser Verstand, und neue Wünsche entstehen. Wir sollten in der Lage sein, darauf zu reagieren. Wenn der altgediente Move nicht mehr funktioniert, warum nicht etwas Neues ausprobieren? Wenn die Vagina nicht mehr feucht wird, beim Sex schmerzt, der Penis nicht mehr richtig erigiert, warum nicht einfach Heavy Petting ausprobieren?

Tantra ist für mich eine Inspiration. Ich blicke neugierig über den Tellerrand und sehe etwas, was mich beim Sex bereichert. Es ist so sinnlich, so genussvoll und gibt mir etwas auf der seelischen und emotionalen Ebene, was ich bisher nicht kannte: Verbindung zu mir, Verbindung zum anderen und eine neue, tiefe Erfüllung abseits von Orgasmen. Davon will ich mehr.

»Ich würde gern mit dir zusammen einen Tantramassagekurs besuchen«, sage ich Johannes abends, während er Avocadobutter macht. Er legt die Gabel zur Seite und blickt mich erstaunt an.

»Ernsthaft?«, fragt er misstrauisch. Sobald ich nur das Wort »Tantra« oder »absichtslos« in den Mund nehme, macht er sofort die Schotten dicht.

»Es wäre ein Abenteuer. Ein Sexabenteuer«, sage ich. Er blickt mich fragend an. Ich kann genau in seinen Augen sehen, wie Skepsis und Neugier sich die Hand geben.

»Was passiert da?«, fragt er.

»Wir sind mehrere Paare, alle sind nackt, und wir lernen, Tantrasex zu haben«, sage ich grinsend.

»Klingt wie eine Orgie«, sagt er. »Was ist, wenn mir die anderen zu blöd sind?«

»Dann kümmerst du dich eben nur um mich«, sage ich. Wir grinsen. Das fühlt sich gut an. Nach all den Diskussionen und dem zwischenzeitlichen Verstummen endlich wieder ein gemeinsames Abenteuer. Ich buche einen Kurs bei einem renommierten Tantra-Institut.

Wir kommen am Freitagnachmittag mit unseren vollgepackten Sporttaschen an. Handtücher, Sarong, Duschzeug und Bettlaken sind darin. Wir sind insgesamt dreißig Leute, fünfzehn Männer und fünfzehn Frauen, darunter nur zwei Paare, uns eingeschlossen.

»Schau mal, die haben auch alle schon ein paar graue Haare«, sage ich. Ich bin erstaunt, dass wir mit unseren vierzig

Jahren zum Altersdurchschnitt gehören. Es gibt einen Kursleiter und eine Kursleiterin, die uns in ein helles, lichtes Loft über den Dächern von Berlin führen. Dort legen alle ihren Sarong an.

»Sollen wir auch mit anderen Übungen machen?«, raunt mir mein Freund zu. Ich fühle mich plötzlich unsicher. Stimmt, darüber haben wir noch gar nicht gesprochen. Ich schüttle den Kopf.

»Ich will das mit dir erleben«, sage ich.

Es folgt eine kurze Vorstellungsrunde.

»Ich bin Tina, Journalistin, 42 Jahre alt, und ich bin hier, weil ich seit der Geburt unserer Tochter keine Lust mehr empfinde. Ich will hier meine, unsere Sexualität neu entdecken«, sage ich. Mein Herz pocht ganz laut, und ich habe Tränen in den Augen. Auch die anderen stellen sich vor. Es sind ganz normale Menschen, mit ganz normalen Berufen wie Polizistin, Lehrer oder technische Zeichnerin und ganz normalen Problemen beim Sex. Es läuft nicht mehr, man will neue Erfahrungen sammeln oder ist Single und sehnt sich nach Berührungen. Ich komme mir vor wie eine Blinde unter Tauben. Alle haben Probleme und suchen nach Lösungen und Antworten für sich. Hier bin ich richtig.

Bei der ersten Aufgabe üben wir die tantrische Umarmung.

»Ihr stellt euch vor jemanden und blickt ihm oder ihr tief in die Augen. Wenn ihr euch danach fühlt, umarmt ihr den anderen mit dem ganzen Körper. Also nicht nur mit den Armen«, sagt der Kursleiter. Er macht es mit seiner Partnerin vor: Ihre Hüften schmiegen sich aneinander, auch der Bauch und die Brust berühren sich, sogar die Beine und Knie nehmen Kontakt auf. Mein Freund stöhnt auf. Er mag es nicht, von Fremden angefasst zu werden. Und ich weiß auch gerade nicht so genau, ob ich das Gemächt eines anderen an meiner Yoni spüren möchte.

Ich laufe durch den Raum und schaue fremden Menschen tief in die Augen, ich spüre ihre Ängste, ihre Verletzungen, ihre Hoffnung. Es ist unerwartet intim, geht unerwartet tief – auch die Umarmungen. Ich werde von starken Männerarmen wie in einen schützenden Mantel gehüllt und von Frauen sanft gehalten, manchmal fange ich einen Mann förmlich auf und kann seine Bedürftigkeit nach dieser Umarmung körperlich spüren. Im Anschluss stelle ich fest, dass mir jeder Teilnehmer vertraut geworden ist, ich mich aufgehoben und sicher fühle.

»Wie läuft's?«, frage ich Johannes.

»Besser als gedacht«, sagt er. »Das war gar nicht so schlimm.«

»Komischerweise mag ich jetzt jeden im Raum«, sage ich.

»So weit würde ich nicht gehen, aber ich kann mir vorstellen, hier zwischen all den Menschen Sex mit dir zu haben«, sagt er und grinst. Ich bin erleichtert, er scheint unser gemeinsames Abenteuer zu genießen.

Es folgt der »Angel Walk«. Die Teilnehmer bilden ein Spalier, und jeder geht einzeln hindurch. Hände berühren mich sanft an den Armen, den Beinen, Dutzende Finger liebkosen mein Gesicht, streicheln sanft über meinen Rücken, die Beine nach oben oder über meinen Po. Es ist sinnlich, aber auch fürsorglich und liebevoll. Mein Herz schmilzt, und ich liebe den Kurs jetzt schon.

Danach werden die Übungsmatten ausgebreitet, und wir beziehen sie mit unseren Laken. Als es dann heißt: »Ausziehen«, habe ich überhaupt kein Problem damit. Es fühlt sich ganz natürlich an, sich nackt vor den anderen zu bewegen und zu zeigen. Da ist keine Scham oder Unsicherheit mehr, wir sind einander so vertraut, dass es sich sogar irgendwie richtig anfühlt.

Zum Einstieg lernen wir das tantrische Begrüßungsritual, das ich schon von Aleksandra Veronika kenne: das Küssen der Fußrücken.

»Es geht um Demut und Dankbarkeit«, erklärt der Kursleiter. Dann zeigt er uns noch, wie wir den Körper unseres stehenden Partners so ausstreichen, dass das Yin und Yang ausgeglichen wird.

»Etwas sanfter«, raune ich. Mein Freund murrt. »Du musst es da etwas sanfter machen, das ist die Yin-Seite«, flüstere ich ihm erneut zu.

»Hör auf, mir zu sagen, was ich tun soll«, entgegnet er. Ich versuche, mich zu entspannen, doch es geht nicht. Ich fühle mich wie eine Katze, die gegen den Strich gestreichelt wird.

»Das ist nicht richtig so«, sage ich nun lauter.

»Entspann dich, und genieß es endlich«, sagt er wütend.

Ich koche innerlich. Warum macht er es nicht so, wie ich es wünsche? Warum kann er meine Hinweise nicht annehmen?

Ich bin regelrecht froh, als die Massageübungen vorbei sind und wir nur tanzen sollen. Der Kursleiter dreht auf, und wir rocken alle durch das Loft.

Zu Hause reden wir kaum miteinander. Und als wir es doch probieren, fallen Wörter und Sätze wie: »Unbelehrbar.«, »Nie darf man was sagen.«, »Immer tust du das.«

Ich bin traurig: Unser schönes Abenteuer scheint zu einem Fiasko zu werden.

Der Samstag startet mit dröhnender Musik, und wir sollen uns schütteln, die Arme, die Knie, den Kopf. Ich stehe in der Ecke und schüttle mich, immer mehr und immer doller. Das fühlt sich lustig an und albern und macht unglaublich viel Spaß. Doch plötzlich muss ich wieder an die Geburt denken, an das Skalpell und die Angst. Tränen laufen mir über die Wangen, ich schüttle mich weiter. Diesmal vor Angst, Ekel und Panik. *Ich sehe bestimmt total doof aus,* denke ich. Ich öffne kurz die Augen, doch keiner guckt mich an, jeder ist mit sich selbst beschäftigt. Ich weine also ungehindert weiter, lasse meinen Gefühlen freien Lauf: schluchze, stöhne und schüttle mich. In der Pause sitze ich still auf unserer Matte, Johannes bringt mir einen heißen Tee und nimmt mich in den Arm. Das tut so gut, ich heule gleich wieder los.

Wie selbstverständlich ziehen sich inzwischen alle aus. Wir sind völlig zwanglos in unserer Nacktheit. Ich habe Angst vorm heutigen Tag. Die Yoni-Massage steht auf dem Plan. Sobald es zwischen mir und Johannes um meine Yoni geht, werde ich unsicher. Mein Vertrauen zu ihr hat bereits einen gehörigen Knacks bekommen. Es fühlt sich an, als ob meine kleine Freundin nicht mehr kooperieren würde. Wenn sie feucht werden soll, bleibt sie trocken. Wenn sie Spaß haben soll, bockt sie rum. Sie hat inzwischen eine Protesthaltung eingenommen, und ich weiß nicht, wie ich sie wieder umstimmen kann.

Wie wird es heute werden? Werden wir zusammen Spaß haben, oder werde ich wieder enttäuscht?, frage ich mich.

Doch bevor es an den Intimbereich geht, lernen wir erst mal die Yin-Yang-Massage der Vorderseite. Johannes' Hände gleiten absichtslos über meinen Körper, und ich entspanne mich. Auf einmal legt er seine Hand auf meine Kaiserschnittnarbe. Ganz liebevoll und vorsichtig. Ich schlucke. Es ist das erste Mal, dass er das tut. Er liebkost sie, und ich bin ihm so dankbar dafür. So dankbar für die Anerkennung meiner Leistung, meiner Schmerzen, meines Verlustes. Ich bin glücklich, dass er meine Narbe wahrnimmt. Es fühlt sich toll an, wie er sich um sie kümmert, um mich kümmert. Ich lächle ihn an, und er lächelt zurück.

In der Teepause kommen wir mit dem anderen Paar ins Gespräch. Alle anderen Teilnehmer sind ohne Begleitung gekommen und wählen ihre Übungspartner frei aus. Die Kursleiter übernehmen das nicht für sie. »Das wäre Zuhälterei«, haben sie zu Beginn erklärt. Also verabreden sie sich in der Küche für die nächsten Übungen. Inzwischen sind übrigens alle immer überall nackt. Es fühlt sich an wie im FKK-Urlaub. Es ist völlig normal geworden, nackt Tee zu trinken und mit Fremden über Sex zu reden und Erfahrungen auszutauschen.

»Warum seid ihr hier?«, frage ich also das andere Paar.

»Wir wollen unser Sexleben bereichern«, antwortet er.

»Wir leben zwar schon eine offene Beziehung, aber wir wollen auch wieder Schwung in unsere gemeinsame Sexualität bringen«, sagt sie.

»Ihr habt eine offene Beziehung, und das geht gut?«, frage ich neugierig nach. »Ich kann mir das nicht vorstellen. Ich würde vor Eifersucht die Wände hochgehen.«

Die Frau schmunzelt.

»Seid ihr eigentlich offen?«, fragt sie. Ich schaue sie ratlos an. »Also, hier im Kurs. Macht ihr auch Übungen mit anderen?«

Johannes sieht mich fragend an.

»Nein, wir müssen erst noch so viel zwischen uns klären«, antworte ich. Dabei merke ich, dass wir tatsächlich gerade ganz weit weg voneinander sind. Trotz der schönen Situation mit der Kaiserschnittnarbe sind wir in der Horizontalen kein Team mehr. Das spüre ich bei den Übungen. Nicht nur meine Vagina ist unzufrieden mit mir, auch mein Freund. Loslassen und Sichhingeben fallen mir extrem schwer, ständig will ich, dass er es anders macht, besser macht. Ich bin frustriert und suche Rat beim Kursleiter.

»Ich kann nicht loslassen. Was kann ich tun?«, frage ich ihn.

»Du bist nicht offen für das, was dir dein Partner schenken möchte«, sagt er. »In deinem Kopf ist eine feste Vorstellung davon, was du willst. Diese Vorstellung verschließt dich gegenüber anderen, guten Erfahrungen. Nimm an, was er dir zu geben hat, egal, ob es das ist, was du erwartet hast oder nicht.« Ich nicke. Ich will es versuchen.

Nach der Pause folgt die Yoni-Massage. Doch bevor es so weit ist, lauschen wir einem Vortrag über die Yoni. Der Kursleiter erzählt von Missbrauch, von Vergewaltigung und von Beschneidungen. Von all den Qualen, die Yonis auf der ganzen Welt erleiden müssen. Ich muss mir die Ohren zuhalten, denn ich will das nicht hören, das ist mir zu krass. Ich soll schließlich gleich noch eine Yoni-Massage bekommen und sie genießen. Doch der Kursleiter hört nicht auf zu erzählen. Vom Yoniversum und wie alle Yonis miteinander verbunden seien. Würde eine leiden, würden alle leiden. Heilte eine, würde alle ein bisschen heilen. Von den Traumata unserer Ahninnen, die seit Generationen auch an unsere Yonis weitergeben werden und in ihnen gespeichert sind. Nach zwei Weltkriegen will ich mir gar nicht vorstellen, was meine Yoni alles auf ihrer Festplatte gespeichert hat. Als er endlich fertig ist, fühle ich mich niedergeschlagen. Auch die anderen Frauen wirken verstört von dem Vortrag. Ich beschließe, mich aber locker zu machen, schließlich: Wenn eine heilt, heilen alle ein bisschen.

Ich atme tief, ich stöhne, und ich bewege leicht meine Hüfte, wie ich es bei Aleksandra Veronika gelernt habe. Da ist keine Erwartung mehr, sondern nur noch Genießen. Ich fühle mich wie in einer Seifenblase der Glückseligkeit. Ich lasse meinen Freund gewähren und nehme an, was er zu geben hat. Es gelingt mir plötzlich und geht ganz leicht. *Warum hatte ich die letzten Tage so ein Problem damit?*, frage ich mich.

»Etwas sanfter«, flüstere ich. Meine Stimme klingt zum ersten Mal zärtlich und ohne Vorwurf. Er hört mich, kann es annehmen, und sofort nimmt er den Druck raus. Ich merke, wie sich ein Lichtstrahl in meiner Yoni bildet und langsam die Wirbelsäule nach oben steigt. Dann klappt meine Schädeldecke auf, und ich stehe im Universum. Um mich herum sind lauter Sterne. Ich bin total ergriffen und demütig und lausche lange, bis es mich schließlich in meinen Körper zurückzieht. Johannes sitzt am Fußende und schaut mich erstaunt an. Der Raum ist leer, alle sind schon in der Teepause, nur ich war ganz woanders. Ich kuschele mich in seinen Arm und fühle mich zu Hause.

Am nächsten Tag herrscht Aufruhr in der Teeküche.

»Was ist los?«, will ich wissen.

»Einige Frauen haben ziemlich schlechte Erfahrungen bei der gestrigen Yoni-Massage gemacht. Sie sind zu ruppig angefasst worden und haben jetzt ein schlechtes Gefühl«, erklärt mir eine Frau. Die Kursleiterin nimmt uns Frauen mit in ein Extrazimmer, dort sagt sie:

»Ihr seid selbst verantwortlich für eure Erfahrungen.« Ich bin wie vor den Kopf geschlagen. Ich hatte nette, tröstende Worte erwartet. Bei den betroffenen Frauen gehen die Emotionen durch die Decke.

»Frechheit«, sagt eine.

»Das muss ich mir nicht sagen lassen«, eine andere. Die

Leiterin wird von vielen Seiten attackiert, doch sie bleibt ruhig.

»Wenn es euch nicht gefällt, dann müsst ihr etwas sagen. Es ist schließlich eure Yoni, und ihr seid für sie verantwortlich. Ihr könnt das nicht an den Mann abgeben und es dann aushalten. Ihr müsst euren Mund aufmachen«, bleibt sie dabei.

Ihre Aussage trifft mich tief. Wie kann es sein, dass erwachsene Frauen es nicht schaffen, »Stopp!« zu sagen oder »Ich will das nicht, mach mal anders«. Wie kann es sein, dass sie lieber aushalten, als Einhalt zu gewähren?

Auch die betroffenen Frauen werden still. Die Leiterin hat eine große Wahrheit ausgesprochen, eine, die keine hören mag: Jeder ist verantwortlich für seine Erfahrungen. Nachdem wir die bittere Pille geschluckt haben, holt die Leiterin einen riesigen Latexschwanz heraus.

»Jetzt reden wir über die Lingam-Massage«, sagt sie. »Lingam«, so nennt sie den Penis.

Danach bekommen die Männer also das volle Programm. Drei-Stunden-Massage, inklusive Lingam. Der Raum ist von schwerem Atmen, Stöhnen und lustvollen Schreien erfüllt. Ich bin wieder erstaunt, wie normal das für mich in dieser Umgebung, mit diesen Menschen, ist. Da ist nichts Anrüchiges oder Peinliches dabei. Mein Freund ist danach glückselig und weichgespült. Wir halten uns noch kurz im Arm – und freuen uns auf unsere erste Massage zu Hause. Dann packen wir schnell zusammen, denn schließlich wollen wir unsere Kleine pünktlich bei der Babysitterin abholen.

VERANTWORTUNG FÜR DEN ORGASMUS

Der Tantramassagekurs gibt mir noch Tage später zu denken. Vor allem der Satz der Kursleiterin hat sich mir eingeprägt: »Ihr seid selbst verantwortlich für eure Erfahrungen.«

Kann es sein, dass ich zu viel Verantwortung an Johannes abgegeben habe?, frage ich mich. Schließlich erwarte ich von ihm, dass er mir tollen Sex schenkt, doch ist das wirklich sein Job? Oder nicht vielmehr meine Aufgabe?

Seit der Geburt ist mein Körper ein anderer geworden, fast scheint es mir, als sei die Gebrauchsanweisung dafür veraltet. Trotz dieser Erkenntnis erwarte ich von Johannes, dass er den Dreh rausbekommt und mir wieder viele Ohhhs und Ahhhhhs beschert. Doch bin ich für mein Glück nicht selbst verantwortlich? Also auch für mein sexuelles Glück? Und damit auch für meine Orgasmen?

Ich beschließe, wieder eine sexuelle Beziehung zu mir selbst herzustellen und meinen Körper neu kennenzulernen. Abends in der Badewanne berühre ich mich und höre in mich hinein, was mir gefällt und was für Gefühle aufkommen. Zuerst stelle ich jedoch fest, dass es ein komisches Gefühl ist, mich selbst anzufassen. Ich bin fast schockiert darüber, dass ich das noch nie so richtig getan habe. Bisher war der Vibrator mein bester Freund. Meine eigene Yoni mit den Fingerkuppen zu spüren und zu erforschen ist eine völlig neue Erfahrung für mich.

Wie soll ich meinem Herzensmenschen sagen, was ich

mag, wenn ich es selbst gar nicht weiß? Wieso soll ich ihm den Schwarzen Peter zuschieben und erwarten, dass er mich zum Orgasmus bringt, wenn ich es selbst gar nicht kann?

Also fange ich an, mich zu erspüren und zu erfahren. Die Innenschenkel, die Kniekehlen, den Bauch, die Brüste und schließlich die Yoni. Dabei fühle ich immer in mich hinein. Was gefällt mir gut? Welche Berührung löst ein Kribbeln aus? Was erregt mich?

Über die nächsten Wochen gewinne ich immer mehr Erkenntnisse über meine Erregbarkeit. Meine Yoni wird zur Vertrauten, Freundin und Gespielin. Ich merke schnell, weniger ist mehr – und mehr Zeit ist alles.

Die Verantwortungslosigkeit ist vorbei – und damit auch die Sprachlosigkeit. Nach Wochen des Mit-mir-Seins, Übens, Ausprobierens, Forschens und Spaßhabens, kenne ich meinen Körper inzwischen ganz gut. Ich habe sozusagen endlich die neue Gebrauchsanweisung gefunden. Ich kenne meine Lust nun viel besser, kann spüren, wann es mehr Zeit und Zuwendung braucht, weil der Motor noch zu kalt ist. Spüre sogar, *wovon* es mehr braucht und fühle auch den Punkt, wenn der Motor anspringt und immer mehr auf Touren kommt.

MAKE VAGINA GREAT AGAIN

Unser gemeinsamer Blog »Happy Vagina« ist am Start und wir sind alle drei stolz wie Bolle. Wir treffen uns in einem kleinen Café, um Themen zu besprechen und uns auszutauschen. Der Name »Happy Vagina« sorgt in meinem Freundeskreis für Entrüstung. Eine Bekannte rief mich aufgeregt an, nachdem ich sie bei Facebook geaddet hatte: »Das soll ich liken? Wenn das meine Kollegen sehen, was denken die denn dann von mir?«

Ich verstehe die Frage nicht. Sex ist für mich etwas völlig Normales, das zum Leben dazugehört. Ich bin in einem Elternhaus aufgewachsen, in dem offen über Sex gesprochen wurde und niemand rot anlief, wenn mal das Wort »Penis« fiel. Jede Woche gab es die *Neue Revue* – natürlich nur wegen der Kreuzworträtsel. Statt der *Bravo* diente das Yellow-Press-Softporno-Magazin meiner Aufklärung – und der meines Bruders und unseres Freundeskreises.

Babette, Mona und ich trinken Kaffee und reden über Verantwortung.

»Natürlich bist du verantwortlich für deine Erfahrungen«, sagt Babette. »Die Typen wollen immer, dass man schluckt. Aber, ehrlich, haben die schon mal ihr eigenes Sperma probiert? Es schmeckt eklig. Ich sag immer: ›Mach erst du, dann schluck ich auch.‹«

»Und, tun sie's?«, frage ich gespannt nach.

»Hat erst einer gemacht«, sagt Babette und nippt an ihrem Kaffee.

»Das Gleiche bei anal«, fällt ihr Mona ins Wort. »Alle wollen hinten rein, aber mein Motto ist: ›Ich zuerst bei dir mit meinem Finger und dann du bei mir.‹«

Wow, wie viele Frauen haben so eine Chuzpe?, denke ich.

Einfach Nein zu sagen und Verantwortung für das eigene Wohlbefinden zu übernehmen, anstelle die Fantasien anderer zu bedienen, ohne sie zu hinterfragen.

»Wir sollten übrigens unsere Texte gendern«, durchkreuzt Babette meine Gedanken. »Lasst uns auch die weibliche Form verwenden.« Auf jeden Fall, Mona und ich nicken. »Am besten mit *«, ergänzt sie. Mona und ich schauen sie mit großem Fragezeichen im Gesicht an. Gerade sind neue Online-Frauenmagazine wie *Refinery29* und *Edition F* live gegangen, die in allen Texten * verwenden, nur warum, weiß ich nicht. Babette erahnt unsere Ahnungs*losigkeit.*

»Nicht alle Menschen fühlen sich als Mann oder Frau, für sie gilt das *«, erklärt sie. »Es geht nicht nur um die Sichtbarkeit der Frau, sondern auch um die Sichtbarkeit von allen, die nicht cisnormativ sind, sondern vielleicht pan oder fluid oder trans«, fährt sie fort.

»Klar, machen wir!«, sage ich. Und notiere mir im Kopf: pan, fluid, cisnormativ googeln.

Je mehr ich mich mit dem Blog beschäftige, desto mehr fällt mir auf, wie viel neuerdings über Yonis geschrieben und sogar gesungen wird. Giulia Becker – Witzeschreiberin beim *Neo Magazin Royale* von Jan Böhmermann – hat den Song »Verdammte Scheide« veröffentlicht. Die ehemalige »Harry Potter«-Darstellerin Emma Watson empfiehlt das Onlineportal »OMGYes«, auf dem die besten Moves für Selbstbefriedigung gezeigt werden. Wissenschaftler*innen veröffentlichen ein neues Schaubild von der Klitoris. Statt einer kleinen Perle, sieht man einen riesigen Schwellkörper, und ich stelle fest, dass ich gar nicht so genau weiß, was eigentlich die Vulva und was die Vagina ist. Wieder mache ich mir eine Notiz im Kopf: Vulva und Vagina checken und mich mit der weiblichen Sexualanatomie beschäftigen (mehr dazu weiter hinten).

»Und nun, Ladys, eine Überraschung …«, ruft Babette und überreicht uns ein blaues Basecap mit der Aufschrift: MAKE VAGINA GREAT AGAIN.

»Hammer!«, rufe ich. Für den Weltfrauentag am 8. März haben Babette und ich Käppis kreiert. Es wird meine erste feministische Kundgebung, ich finde es gerade jetzt absolut wichtig, Flagge zu zeigen. Schließlich ist mit Donald Trump wieder ein gewisser Sexismus salonfähig geworden. Und jetzt, wo ich meine Lust neu entdecke, will ich sie mir nicht von »alten, weißen Männern« gleich wieder verbieten lassen.

»So geil«, ruft Johannes, als ich mit dem Käppi nach Hause komme. Mein Freund ist schließlich Feminist. Zum Glück unterstützt er meine Arbeit an dem Blog – auch, wenn er sich dabei amüsiert. Schließlich haben wir keinen Sex. Doch ich recherchiere, lese und rede ganz viel darüber.

EINE MASSAGE IST NUR EINE MASSAGE

»Soll ich dir heute mal eine Tantramassage geben?«, frage ich ihn abends. Johannes blickt von seinem Laptop hoch, auf dem er Musik gehört hat, und klappt ihn wortlos zu.

»So was von bereit«, sagt er. Ich machte das Massageöl warm, fülle es in eine Flasche und stelle sie in den unbenutzten Babyflaschenwärmer. Dass das Ding nochmal von Nutzen sein würde, hätte ich mir auch nicht träumen lassen. Dann lege ich das Manuskript des Kurses als Gedächtnisstütze neben das Bett und bitte meinen Freund, sich hinzustellen. Ich will diesmal nicht seine Füße küssen, sondern meine Liebe anders ausdrücken. Ich legte meine Hand auf sein Herz und seine auf meines.

»Ich danke diesen Augen, dass sie immer die Schönheit in mir sehen. Ich danke diesem Mund, dass er immer die Wahrheit spricht. Ich danke diesem Herzen, das voller Liebe für mich ist, und diesem Schwanz, ...«

»... dass er für dich schlägt?«, fragt er. Wir prusten beide los vor Lachen. So viel Leichtigkeit war schon lange nicht mehr zwischen uns. Ich bitte ihn, sich auf die Matratze zu legen, und nehme mir vor, so viel Liebe und Absichtslosigkeit in meine Berührungen zu legen, wie ich nur kann. Sanft träufle ich das Öl auf seinen Bauch. »Aua«, schreit er. Verdammt, der Babyflaschenwärmer war wohl etwas zu heiß eingestellt. »Tschuldigung«, sage ich und stelle die Flasche ab, um ein Handtuch zu holen. Sofort kippt sie um, und das Öl ergießt sich auf unser Bett. »Verdammt«, murmle ich, springe auf und hole ein Tuch. Zusammen kümmern wir uns um den Ölsee und dann um seine gerötete Haut. Als alles getrocknet und die wunde Haut versorgt ist, schaue ich ihn traurig an.

»Das war's wohl für heute?«, frage ich.

»Nix da, meine Massage will ich haben«, antwortet er und feixt mich an. Er legt sich hin und schließt die Augen. Diesmal teste ich die Wärme des Öls erst mal an meinem Handrücken und lege dann los.

Nachdem ich fertig bin, setzt er sich plötzlich auf und starrt mich an:

»Und wie haben wir jetzt Sex?«, fragt er. Ich schaue ihn verständnislos an.

»Na, wie passiert hieraus nun Sex? Oder massieren wir uns nur noch bis zum Ende unserer Tage wechselseitig?«

Stimmt, daran hatte ich noch gar nicht gedacht. Eine Massage ist nur eine Massage, aber kein Geschlechtsverkehr.

Ich fange an, herzlich zu lachen. Da haben wir beide uns nun ein ganzes Wochenende lang mit Dutzenden anderer gestreichelt und befriedigt, aber keiner hat uns erklärt, wie das nun zum gemeinsamen Intermezzo führen soll.

Wir müssen beiden lachen über uns: so viel Engagement und doch ein großes Fragezeichen im Gesicht.

EIN LEBEN MIT DAUERORGASMEN

Ich bin zu meiner dritten und letzten Session bei Aleksandra Veronika. Sie reist inzwischen so viel durch die Welt, um sich weiterzubilden, dass es schwer ist, einen Termin bei ihr zu bekommen. Die Session ist lustvoll und heilsam wie immer, doch das Entscheidende passiert am Ende. Als wir uns verabschieden und dabei umarmen, durchfährt sie ein Zucken, ein Zittern, sie stöhnt leise und vibriert sanft in meinem Arm.

»Alles okay?«, frage ich.

»Ja, ich hatte nur einen Orgasmus«, erklärt sie.

»Einfach so?«, frage ich.

»Ja, ich habe ständig Orgasmen«, sagt sie. »Mein Leben ist ein einziger Orgasmus. Wenn ich etwas Schönes sehe, komme ich, wenn ich etwas Tolles erlebe, auch.« Dann nimmt sie mich wieder in den Arm – und kommt erneut.

Überrascht fahre ich nach Hause. Schon auf dem Weg von der U-Bahn zum Haus merke ich, wie sich eine seltsame Energie in meinem Becken aufbaut. Mir wird heiß, und ich fange an, richtig zu schwitzen. Ich gehe immer schneller. Meine Gedanken drehen sich nur noch um Sex! Sex! Sex! Ich will nach Hause. Vielleicht kann ich die Lust ja nutzen, um meinen Freund zu überraschen. Ich steige in den Aufzug und muss tatsächlich von einem Fuß auf den anderen treten. Die Energie wird immer stärker – und ich gebe ihr nach. Ohne dass ich irgendetwas tue, überrollt mich eine riesige Welle.

Es schüttelt mich, ich stöhne – und komme. Mit hochrotem Kopf trete ich in die Wohnung. Johannes schaut mich überrascht an.

»Alles okay?«, fragt er.

»Ich hatte gerade einen Orgasmus. Im Aufzug«, sage ich schockiert. Dann merke ich, wie sich die nächste Welle in meinem Körper aufbaut.

»Ist die Kleine im Bett?«, frage ich und spüre die Hitze in meinem Becken. Mein Freund nickt und beobachtet mich mit einer Mischung aus Irritation und Interesse.

»Dann komm«, sage ich und ziehe ihn ins Schlafzimmer. Es kann mir jetzt gar nicht schnell genug gehen. Mein Körper fühlt sich an wie unter Strom, eine Welle nach der anderen baut sich im Becken auf und rollt durch mich hindurch. Wir küssen uns, streicheln uns. Ich komme gar nicht dazu nachzudenken, sondern genieße einfach, mache einfach, nehme mir und verschenke mich. Schließlich lasse ich mich erschöpft neben ihn fallen und kuschele mich an ihn.

»Geht doch«, sage ich und muss ganz breit grinsen. »Ich weiß gar nicht, wo dein Problem ist.« Mein Mann kitzelt mich, weil ich so frech bin. Da spüre ich es erneut heiß in meinem Becken aufsteigen. Ich halte seine Hände fest, schaue ihm tief in die Augen und frage: »Lust auf eine zweite Runde?«.

DAUERORGASMUS

Als *orgasmic state* bezeichnet die Tantra-Community ein Leben mit Dauerorgasmus. Der Orgasmus der Frau ist dabei nicht nur auf das Bett oder das Sexspiel beschränkt, sondern ist Teil des ganzen Lebens.

Frauen berichten, dass sie ihren *orgasmic state* erreicht haben, indem sie zuerst einmal den Körper und vor allem den Schoß völlig entpanzert hätten. Erst, wenn alle Körperpanzer abgelegt sind, der Körper frei von Wut und Angst ist, kann die sexuelle Energie frei fließen.

Anschließend wird das sogenannte *Kundalini awakening* angestrebt. Dabei wird die sexuelle Energie im zweiten Chakra, im Schoßraum, aktiviert und kann dann durch den ganzen (entpanzerten) Körper fließen. Frauen berichten, dass das *awakening* einer Art Trance gleiche, dabei zucke der Körper, und die sexuellen Wellen ließen ihn vibrieren.

Wenn die sexuelle Kraft erst mal geweckt ist, ist das nicht mit einem herkömmlichen Orgasmus zu vergleichen. Es gibt keinen Peak, also keinen Höhepunkt, sondern der Orgasmus breitet sich wie eine Welle aus, steigt an und flacht wieder ab. Diese »Kundalini-Wellen« pulsieren nun also durch den Körper.

Nach einem *Kundalini awakening* kann sich die Frau vor Energie kaum retten. Sie arbeitet den ganzen Tag und ist selbst dann noch so voller Tatendrang, dass sie nachts die Wohnung streicht. Die meisten haben noch nie erlebt, wie es ist, wenn man so viel Energie hat. Wenn man nicht mehr mit angezogener Handbremse fährt, sondern wie eine Rakete durchs Leben schießt. Es kann sogar so weit gehen, dass sich die Ernährung umstellt, man Gelüste nach Obst und Gemüse bekommt und die Lust auf Fleisch und Alkohol verliert.

Die Orgasmen sind nun ein Teil des Alltags, egal, ob an der Supermarktkasse, auf dem Fahrrad oder im Museum. Mal ist es sanft, sodass man es mit rotem Kopf wegatmen kann, manchmal so stark, dass die Frau richtig zittert und stöhnt wie bei *Harry und Sally*. Dutzende Orgasmen können es am Tag sein, ausgelöst werden sie von Glück und Schönheit. Ein bezauberndes Bild in einer Galerie, eine Blume, die köstlich duftet, ein ergreifendes Gespräch. Alles, was ästhetisch ist oder das Herz berührt, kann einen Orgasmus auslösen.

Anfangs kann der *orgasmic state* überfordern, doch die Frauen berichten auch von einem Gefühl von Freiheit, Freude und Intensität. Sexuelle Energie ist für sie Lebensenergie – und Glück pur. Für Fremde kann das recht erschöpfend klingen, doch die Frauen erzählen im Gegenteil, dass sie regelrecht energetisiert seien. Manche benutzen den Orgasmus sogar zum Wachwerden. Sie fühlen in ihr Becken – und kommen. »Besser als jeder Cappuccino«, versichert mir Aleksandra Veronika.

DIE ENERGIE MUSS FLIESSEN

Ich sitze am Frühstückstisch und halte mich an meiner leeren Tasse Tee fest. »Kannst du mir die Teekanne reichen?«, frage ich.

»Sehr gern«, entgegnet mein Freund. Er steht auf und schenkt mir nach.

»Danke«, sage ich und strahle ihn an.

»Soll ich dir ein Brot schmieren?«, fragt er. Ich habe gerade unsere Tochter auf dem Schoß und ziehe ihr die Strumpfhose an. Für mich habe ich keine Hand frei.

»Das wäre mega«, sage ich. Die Kleine wuselt herum, und wir zwei grinsen uns über unsere Teetassen hinweg an.

»War toll gestern«, sagt er. Ich nicke.

»So schön. Heute Abend mehr?«, frage ich. Tatsächlich bin ich nämlich heute Morgen aufgewacht, und das warme Ziehen im Becken war immer noch spürbar. Am liebsten hätte ich gleich da weitergemacht, wo wir gestern aufgehört haben, doch unser Zwerg war schon wach und wollte spielen.

»Sehr gern«, sagt er und gibt mir einen Kuss auf die Nasenspitze. Dann verlässt er mit unserer Tochter das Haus. Ich schenke mir Tee nach und genieße die Stille.

Endlich habe ich Zeit, das Chaos in meinem Kopf zu sortieren. Mein Körper hat mir gestern gezeigt, dass er zu ganz unglaublichen Dingen fähig ist: Orgasmus ohne Berührung. Offenbar ist die Energie von Aleksandra Veronika auf mich übergegangen und hat sich im Aufzug in mir entladen. Ich verstehe das zwar nicht, aber es freut mich ziemlich. Schließlich war das der notwendige Kick, um meine Libido aus dem Urlaub zurückzubefördern.

Dass es bei Lust in so krassem Maße um freigesetzte Energie geht, war mir nicht bewusst. Lust ist Energie pur, Tantriker meinen sogar: unsere Lebensenergie. Sie zirkuliert durch unseren Körper und versorgt uns mit Lebensenergie und Lust.

Ist diese Energie jedoch blockiert, fließt sie nicht mehr richtig. Ein Trauma wie ein Kaiserschnitt kann zu so einer Blockade oder Verpanzerung führen. Aber warum sind einige Frauen, die eine schwere Geburt hatten, von ihrer Lust abgeschnitten, und andere stehen voll im Saft? Meine Frauenärztin, die ich dazu befrage, zuckt mit den Schultern. Sie kann zwischen Kaiserschnitt und Lustlosigkeit gar keine Verbindung herstellen.

Damit will ich mich nicht abfinden. Schließlich habe ich, seitdem wir den Blog machen, mit sehr vielen Frauen über Sex gesprochen, habe Workshops gegeben und Speeches zu dem Thema gehalten. Immer, wenn ich meine Geschichte erzähle, sehe ich, wie den Frauen die Augen aufgehen.

»Ich habe auch keine Lust mehr seit der Geburt«, höre ich oft. Nicht von allen, aber von viel zu vielen. Sie erzählen mir von ihren traumatischen Geburten, die 36 Stunden gedauert haben, von Ärzt*innen, die sich mit all ihrem Gewicht auf den Bauch geworfen haben, von Saugglocken oder stundenlangem Alleingelassensein während der Wehen, weil noch so viele andere Gebärende versorgt werden mussten. Die Arbeitsbelastung in der Geburtshilfe in Deutschland lässt offensichtlich traumatisierte Frauen zurück. Und danach auch noch damit allein.

Aber es kann doch nicht sein, dass sich die Gesellschaft nicht ausreichend mit den Problemen von Frauen nach einer schwierigen Geburt beschäftigt.

»Sei glücklich, du hast ein gesundes Kind«, heißt es dann. Wie es der Mutter geht, interessiert nicht. Auf einer Party treffe ich zufällig meine Hebamme.

»Geht's dir gut?«, fragt sie mich. Wir sprechen über den Blog, und ich erzähle ihr, dass ich immer noch Schwierigkeiten mit meiner Sexualität habe.

»Ich bin seit der Geburt so dünnhäutig, erschöpft und lustlos«, gebe ich zu.

»Vielleicht liegt das am Kaiserschnitt. Du solltest mal zu einem Körpertherapeuten gehen. Ich kenne einen, der ist auch noch Spezialist für Kaiserschnittfolgen«, sagt sie.

Gleich am nächsten Tag rufe ich Andreas Brieschke an. Ich möchte ihn interviewen zum Thema »Kaiserschnitt«. Wir reden fast eine Stunde am Telefon.

»Wenn du eine Blinddarm-OP hattest, wirst du bedauert, hattest du einen Kaiserschnitt, erwarten alle, inklusive dir selbst, dass du dich sofort danach um jemand anderen kümmerst. Du kannst kaum laufen vor Schmerzen, sorgst aber nicht für dich, sondern fürs Kind«, sagt Andreas. Natürlich müsse sich die Mutter um ihr Kind kümmern.

»Und das macht die Notwendigkeit, die eigene Operation zu verdrängen, so stark«, erklärt er.

Aus eigener Erfahrung weiß ich, dass sich Mütter gefälligst glücklich zu schätzen haben, wenn es dem Kind gut geht. Sobald du über deine Schmerzen, deine Unzufriedenheit mit der Geburt sprichst, blocken die meisten ab.

»Das Kind ist doch gesund«, heißt es dann.

Und was ist mit der Mutter? Wie es der geht, steht selten im Mittelpunkt. Hat sie Angst erlitten? Panik? Ist ihr Gewalt im Kreißsaal widerfahren? War sie überfordert? Eingeschüchtert?

Wir reden viel zu wenig darüber, wie es der Mutter geht. Dabei entstehen bei der Geburt oft Traumata. Bei manchen wachsen sie sich raus, bei anderen aber können sie sich stark verfestigen. Dann verlieren die Frauen den Kontakt zu wichtigen Teilen ihres Körpers – allen voran natürlich zu ihrer Happy Vagina. Und die ist in Wahrheit gar nicht im Urlaub und genießt eine Auszeit, sondern befindet sich in einer Schockstarre (siehe Infokasten).

Das Gespräch mit dem Körpertherapeuten öffnet mir die Augen für die Nöte der Mütter.

»Es ist absurd: Wenn man in einen Buchladen geht, findet man ganze Regale voll darüber, wie das Kind lernt einzuschlafen oder über die Ernährung des Säuglings und Kleinkinds. Aber such mal was über die Folgen und den Umgang mit einer Kaiserschnittgeburt. Irre, dass da kein Zusammenhang zum Unwohlsein vieler Frauen, die Mütter geworden sind, hergestellt wird«, stellt Andreas kopfschüttelnd fest. »Mein Initialerlebnis, dank dessen ich angefangen habe, mich intensiv mit dem Thema ›Kaiserschnitt‹ zu beschäftigen, war eine

Patientin, die seit anderthalb Jahren unter Bauchschmerzen litt. Ich habe den gesamten medizinischen Katalog abgefragt, es kam nichts dabei heraus. Dann erzählte sie ganz nebenbei, sie habe einen Sohn. Der anderthalb Jahre alt sei. Sie hat gar keine Verbindung zwischen ihren Bauchschmerzen und dem Kaiserschnitt hergestellt, den sie hatte. Als sie dann auf der Massageliege lag, habe ich die Hand auf ihre Narbe gelegt, und sofort fing sie an zu zittern. Das ganze vegetative Nervensystem entlud sich mit Zittern und Schwitzen, während ich sie beruhigte und da durch begleitete. Beim nächsten Besuch, eine Woche später, waren ihre Bauchschmerzen weg und kamen nie wieder«, berichtet Andreas mir auf die Frage, wie er zu seinem Spezialthema gekommen ist.

Am Ende unseres Gesprächs fragt er mich nach *meinem* Kaiserschnitt und wie es mir damit gehe. Ich spüre einen Kloß im Hals, und mir steigen langsam die Tränen in die Augen.

»Ist wohl auch noch nicht so richtig verarbeitet«, sage ich und mache sofort einen Termin mit ihm aus.

Eine Woche später betrete ich seine Praxis in einem Hinterhof in Berlin-Mitte. Sie gleicht einer kleinen Wohnung. In der Küche hat er sich sein Büro eingerichtet, und in einem großen Raum steht eine Massageliege. Andreas Brieschke selbst ist auch groß und graumeliert. Er hat so gar nichts Esoterisches an sich, sondern erinnert mich in seiner Direktheit und seinem Pragmatismus eher an einen Landwirt. An jemanden, der viel mit der Natur zu tun hat und durch seine Naturverbundenheit sehr bei sich ist und in sich ruht. Nach einem kurzen Gespräch bittet er mich, mich auf die Massageliege zu legen. Ich lache und albere erst noch herum, doch sobald ich auf dem Rücken liege, bricht mir der Schweiß aus. Die Deckenleuchte über mir erinnert mich an eine Operationsleuchte. Mein Körper verkrampft.

»Achte mal darauf, wie präsent der Schreck noch in deinem Körper ist«, sagt Andreas. Jetzt erst merke ich, dass ich tatsächlich die Luft angehalten habe, dass mein Körper total verkrampft ist.

Andreas lehrt mich in der nächsten Stunde, meine Fühler immer wieder wie eine Schnecke in meine Beckenregion auszustrecken und in sie hineinzufühlen, während wir über die Operation sprechen. Das ist am Anfang ganz schön überwältigend, als Panik und Todesangst mich wieder erfassen, ich nach Luft schnappe und mich an der Liege festkralle. Doch Andreas lässt mich immer nur so weit reinfühlen, wie ich es verkraften kann.

»Langsam vom Trauma-Kuchen abbeißen«, nennt er es. Und tatsächlich wird es von Woche zu Woche besser und leichter. Nach der Todesangst kommen die Scham und der Vorwurf, keine natürliche Geburt hinbekommen zu haben.

»Dein Kind ist gesund, und es geht ihm gut«, beruhigt er mich, und langsam kann ich das Rabenmuttergefühl zulassen und schließlich loslassen.

»Eine Geburt ist das wohl kraftvollste Erlebnis, das eine Frau haben kann. Man muss sich das wie das Erklimmen des Mount Everest vorstellen. Da kommt man in der Regel voller

Kraft, Zuversicht und Selbstvertrauen wieder zurück. Beim Kaiserschnitt kommt aber das Messer dazwischen – und dann bleibt man im Trauma hängen. Meine Arbeit ist es, da wieder Bewegung reinzubringen und die Frauen an ihre Kraft zu erinnern. Wenn diese Selbstwahrnehmung wieder da ist, geschieht Heilung. Normalerweise ist nach einem Geburtsprozess mehr Kraft da als vorher«, sagt er.

Bei der achten und letzten Sitzung überwiegt dann das Gefühl von Freude in mir und unfassbarem Stolz, es gepackt zu haben, ein gesundes Kind auf die Welt gebracht zu haben. Ich bin voller Dankbarkeit meinem Körper und meiner Narbe gegenüber und auch meinem Mann für seine Unterstützung während und nach der Geburt.

TRAUMA

Ganz platt gesagt, ist ein Trauma eine körperliche oder seelische Verletzung. Es entsteht durch ein extremes Erlebnis, das oft als lebensbedrohlich wahrgenommen wird und mit Schmerz, Angst und Ohnmacht einhergeht. Der Körper mobilisiert in einem solchen Fall seine Kraftreserven: Blutdruck und Blutzucker gehen rauf, die Atmung wird schneller. Man ist bereit für *fight or flight*, also für Angriff oder Flucht.

Nur kann man auf dem Operationstisch weder mit dem Chirurgen kämpfen noch einfach weglaufen. Trotz Betäubung nimmt die Körperintelligenz den Eingriff voll wahr. Dergestalt handlungsunfähig in die Ecke gedrängt, kippt das hohe Maß an Energie, das der Körper aufwendet, und man verfällt in eine Art Schockstarre. Von der Biologie ist das eigentlich gut gedacht, denn so spart der Körper Energie – zum Beispiel schließen sich die Blutgefäße, sodass man weniger blutet. Idealerweise steigt das Energielevel, wenn die Situation vorüber ist, wieder an. Man schlottert, zittert, hat Angst – und beginnt so, das Erlebte Stück für Stück zu verdauen und loszulassen. Ebenso idealerweise investiert der Körper die vorhin produzierte und dann blockierte Energie nun für die Heilung.

Aber leider: In der Regel zittern und schlottern wir im Anschluss *nicht,* sondern werden ruhiggestellt. Der Körper kann deshalb in der Blockade stecken bleiben, denkt, er ist immer noch in Gefahr, und realisiert nicht, dass die längst vorüber ist.

Es ist möglich, dass ein Körpertrauma vorliegt, wenn man von Emotionen wie Angst, Panik oder Trauer überwältigt wird, weint oder zittert, sobald man über die Geburt spricht. Auch an der Narbe selbst lässt sich erkennen, wie es dem Körper geht. Wenn zu viel Gewebe produziert wird oder die Region um die Narbe taub ist, kann ein Trauma vorliegen. Für den Körper ist der Prozess dann noch nicht vorbei. Er empfindet so, als stecke er nach wie vor in der lebensgefährlichen Situation, und versucht, sich selbst zu helfen. Nach jeder Operation, also auch nach einem Kaiserschnitt, schickt er nämlich fortwährend ganz viel Heilung in die entsprechende Körperregion, er bildet etwa Narbengewebe. Hört dieser Heilungsprozess aber nicht auf, findet eine Überproduktion statt, die Narbe wird wulstig, und im Innern, also im Bauchraum, können Verklebungen entstehen. Oder der Körper entzieht der Stelle alle Aufmerksamkeit, nach dem Überlebensmotto: Dieser Teil ist tot, dort gibt es nichts mehr für mich zu tun.

So können zahlreiche Folgeschäden entstehen wie ein tauber Unterbauch, Blähbauch, Rücken- und Nackenschmerzen, Angstzustände, Erschöpfung oder eben Lustlosigkeit.

Ich stelle mir das so vor, als würden die Kabel gekappt. Egal, was später in der Yoni, im Becken, im Unterbauch passiert, die Signale werden vom Gehirn nicht mehr empfangen. Die untere Region rückt damit tatsächlich weiter weg als der Mars. Oft können die betroffenen Frauen zu ihrem Becken keine Verbindung mehr herstellen. Der Kaiserschnitt hat sie buchstäblich abgeschnitten von ihrem Unterleib.

Natürlich leidet darunter auch die Sexualität.

MUTTER WERDEN, FRAU BLEIBEN?

Worüber ebenfalls wenig gesprochen wird, ist, dass nach der Geburt viele Frauen eine Identitätskrise erleben. Schließlich wird nicht nur ein Kind geboren, sondern auch eine Mutter. Ein Mensch mit neuen Werten, Wünschen, Träumen, Ängsten und natürlich Sorgen. Da gibt es bei vielen Frauen erst mal eine dicke Krise, in der sie sich neu finden und erfinden müssen.

Ich selbst habe diese Phase ähnlich einer Pubertät empfunden, die zwei bis drei Jahre andauerte.

Wer bin ich mit Kind? Wie will ich leben mit Kind? Brauche ich wirklich das Haus am Stadtrand oder will ich lieber als urbaner Nomade mit Säugling und Computer um die Welt reisen? Was will ich von meinen Eltern übernehmen, und was will ich anders machen? Wie integriere ich Freiheit und Abenteuer in meinen Alltag mit Kind und Kerl? Wie kreiere ich mir mit Kind ein erfülltes Berufsleben?

Nur wenige Frauen haben den Mut wie die Schriftstellerin Mirna Funk, sich schwanger auf einen Job zu bewerben und ihn mit dicker Kugel anzutreten.

Was ich damit sagen will: Es gibt immer noch nicht genug Vorbilder, die Schwangerschaft und Mutterschaft alternativ leben.

Aber es gibt so viele Fragen, die jede Frau für sich beantworten muss. Wie die Herausforderung durch die Sinnhaftigkeit. Plötzlich war mit dem Kind auch der Wunsch geboren, etwas *Sinnhaftes* zu tun. Doch wie geht Familie, Geld-verdienen-Müssen und Sinnhaftigkeit zusammen?

Ganz zu schweigen von dem Spagat zwischen sabberndem Kind und Sexyness. Eine MILF wird auch 2020 noch scheel beäugt. So kritisierte Alexandra Shulman, ehemalige Chefredakteurin der britischen *Vogue*, in ihrer Kolumne der *Daily Mail* das Ex-Supermodel Helena Christensen. Die Fünfzigjährige war mit sexy Oberteil und engsitzender Jeans im Used Look (zerrissen) über einen roten Teppich spaziert – natürlich auf High Heels. Shulman findet, Frauen dürften sich nur sexy, aufreizend und *eye candy*-mäßig kleiden, wenn sie noch im gebärfähigen Alter seien. Danach bitte nur noch in Sack und Asche!

Da will man als Frau im 21. Jahrhundert doch einfach nur noch laut schreien. Und denkt an das Zitat der ehemaligen US-Außenministerin Madeleine Albright:

»In der Hölle gibt es einen besonderen Platz für Frauen, die anderen Frauen nicht helfen.«

Oder ihnen sexy Outfits nicht gönnen.

Leider gibt es kaum Raum, Fragen wie diese zu beantworten, schließlich muss ein Neugeborenes versorgt werden.

Und nicht zu vergessen: der ebenso mitgeborene Vater, der in der gleichen Identitätsfindungskrise steckt.

Man ist also plötzlich mit einem Baby beschäftigt, seiner eigenen Rolle als Mutter und einem Vater, der früher mal der Liebhaber war. Das kann eine Beziehung ganz schön auf die Probe stellen – und die Sexualität dabei eben häufig auch.

DIE SCHAMANIN

Mein Körper erholt sich nach den Sitzungen bei Andreas mehr und mehr von seiner Schockstarre. Die Narbe fängt an zu heilen, mein Unterbauch reagiert wieder auf Berührungen. Ich kann es gar nicht fassen, streiche immer wieder sanft über die Narbe und freue mich über jede Gänsehaut, die sich bildet.

Mein Körper heilt, doch mein Herz ist immer noch schwer. In meinem Kopf türmt sich Frage auf Frage – es herrscht Chaos, während in meinem Herzen irgendwie alles leer ist. Ich sehe meinen Freund an, sehe seine Liebe für mich, kann sie aber nicht in meinem Herzen spüren. Ich schau zu meinem Töchterchen, die mit Mami spielen, entdecken, lernen will und mir mit ihren drei Jahren tausend Dinge erzählen möchte, doch ich nehme alles nur durch einen Grauschleier wahr. Ich schäme mich, als ich mir das eingestehe, und fühle mich wie eine Rabenmutter und eine schlechte Partnerin.

Das muss aufhören! Ich will wieder Liebe fühlen, sie tief in mich aufsaugen und mich von ihr wärmen lassen.

Auf Facebook lese ich den Eintrag einer Bekannten. Die Schamanin Aama Bombo aus Nepal kommt am Wochenende nach Berlin. Ein Platz ist frei geworden. Ich wollte schon immer zu einer Schamanin gehen und mir die schlechte Energie aus den Knochen ziehen lassen – ich buche den letzten Platz.

Ich gehe zu der Location am Prenzlauer Berg. Sie befindet sich in einem Hinterhof, davor steht eine ältere Dame mit einem langen Zopf. Sie trägt eine bunte Pumphose und einen Schal um den Kopf und die Schultern gewickelt. *Aama,* denke ich. Sie will ihre Hände zur Begrüßung vor ihrem Herzen falten, doch ich umarme sie kurzerhand. Ich bin so dankbar und so erleichtert. Dann ist mir meine überschwängliche Begrüßung ein bisschen peinlich.

Das Zusammentreffen findet in einem Fotografenatelier

statt. Es ist ein großer, weißer Raum, im Kreis sind Yogamatten, Polster und Decken arrangiert. Ich nehme auf einer Matte Platz und zittere leicht vor Aufregung.

Wir singen, wir meditieren, und dann geht die Zeremonie los. Aama und ihre beiden Assistentinnen ziehen weiße Hosen und Oberteile über ihre Alltagsklamotten. Dann setzt sich Aama eine Federkrone auf, die sie wie eine Indianerin aussehen lässt. Vor sich legt sie diverse Messer, Federn und andere Utensilien. Zum Schluss nimmt sie eine große Trommel und fängt an daraufzuschlagen. Wir tanzen wie Ureinwohner im Kreis, lassen unsere Körper zappeln und stampfen mit den Füßen auf. Ich spüre eine unglaubliche Wut in mir, Hass, ich würde am liebsten schreien und alles in Stücke schlagen. Ich kann mich gerade noch beherrschen und bin entsetzt über mich.

Nachdem die Zeremonie vorbei ist, nehme ich wieder auf meiner Matte Platz. Neben mir sitzt eine Mutter mit ihrer Teenagertochter.

»Wir haben einen Geist im Haus«, sagt die Mutter.

»Plötzlich fallen Dinge um. Völlig grundlos – und eigentlich auch unmöglich«, ergänzt die Tochter. Sie hat eine Zahnspange und ist ganz aufgeweckt.

»Ich kann nichts fühlen, nicht lieben, bin erschöpft und lustlos. Mal sehen, woran es liegt«, sage ich und werde aufgerufen. Ich darf jetzt zu Aama vortreten und ihr mein Problem schildern.

»Aama spricht nur Nepalesisch«, erklärt ihre Assistentin. »Wenn sie mit den Geistern spricht, passiert das auf Sanskrit. Eigentlich sollte ein Übersetzer dabei sein, doch der hat kein Visum bekommen. Wir sprechen mit ihm über WhatsApp«, erklärt sie weiter. Ich nehme neben Aama Platz. Ihr Gesicht ist dunkel und runzelig. Sie gibt ihren Assistentinnen Anweisungen und kümmert sich um die letzten Vorbereitungen.

Aama gehört zum »Rat der 13 indigenen Großmütter«. Es gibt sogar eine Dokumentation auf DVD mit ihr: *For the next 7 Generations.* Sie reist wie die zwölf anderen Schamaninnen und Heilerinnen um die Welt, um die Menschen an ihren Ursprung zu erinnern. Inzwischen jedoch nicht mehr so viel, erzählt mir ihre Assistentin. Sie sei krank, und der Flug und die Sessions seien für sie sehr anstrengend. Ihre Assistentin erklärt mir auch, dass Aama in eine Art andere Welt geht, während sie heilt. Sie ringe dort mit den Energien, die die Menschen befallen haben.

Aama ist bereit und stopft sich einen Kopfhörer ins Ohr. Sie reicht mir den anderen Stöpsel. Plötzlich spricht jemand auf Englisch mit mir. Der Übersetzer sitzt in Nepal mit seinem Handy und offensichtlich sehr gutem WLAN, denn ich kann ihn ausgezeichnet verstehen. Hightech gegen Dämonen. Ich muss kurz an einen meiner Lieblingstrashfilme, *Blade* mit Wesley Snipes, denken, in dem sie auch mit modernsten Mitteln gegen Vampire kämpfen. *Schon seltsam, wie alte und neue Welt sich ergänzen,* denke ich noch kurz, konzentriere mich dann aber doch lieber auf das Hier und Jetzt.

»Ich will wieder die Liebe zu meiner Familie spüren können«, sage ich, und Tränen laufen über mein Gesicht. Aama fängt an zu sprechen, und ich verstehe kein Wort, es sind komische Laute, die kernig aus ihrer Kehle kommen. Sofort spüre ich wieder den Hass in mir aufflammen.

»Du bist von einem Dämon besessen«, sagt die männliche Stimme in meinem Ohr. »Er ist im dritten Monat deiner Schwangerschaft in dich geschlüpft. Dein Kind ist stark, es hat keinen Schaden genommen.« Ich spüre den Hass weiter in mir aufsteigen. Kurz überlege ich, ihn zu unterdrücken, doch warum? Ich will schließlich alles loswerden, was mich von der Liebe trennt. Also brülle ich los. Ich will mich nicht mehr zurückhalten, der Scheiß soll raus. Sofort springen die Assistentinnen herbei und entzünden ein Stück Holz, das sie Aama reichen. Damit fuchtelt sie vor meiner Nase herum.

»Sie wird versuchen, den Dämon aus dir herauszuholen«, sagt der Mann in meinem Ohr. Nun steckt sie mir das Holz in den Mundraum, ich brülle weiter, obwohl ich befürchte, mich zu verbrennen. Sie nimmt es raus und tauscht es gegen ein Messer. Nun bekomme ich doch Angst, die mich aber nicht daran hindert, wieder voller Hass zu brüllen. Ich kann es jetzt nicht mehr stoppen. Ich fühle mich schrecklich. Ich komme mir vor wie in *Der Exorzist*. Ich kann gar nichts dagegen tun, es kommt einfach aus mir heraus. Ich weine, weil ich nicht mehr Herrin über meinen Körper bin und es mich zutiefst verstört, was mit mir passiert. Aama hält nun das Messer vor meine Augen und steckt es dann wieder in meinen Mund.

»Der Dämon ist sehr mächtig, Aama entzieht ihm jetzt seine Kraft«, sagt der Mann in meinem Ohr. Ich schreie aus voller Kehle, sie schiebt mir das Messer tiefer in den offenen Mund. Plötzlich zieht sie es raus, legt es zur Seite und lehnt sich zurück. Es scheint vorbei zu sein. Aama reicht mir eine Tasse Tee.

»Austrinken in langsamen Schlucken«, sagt der Mann in meinem Ohr. Ich tue, wie mir geheißen. Tränen laufen mir runter, alle im Raum starren mich an. Ich schäme mich und stehe auf, erschöpft lasse ich mich von einer Assistentin zu meiner Matte führen. Ich schlinge eine Decke um mich und weine leise weiter, bis keine Tränen mehr kommen. Der Hass ist weg, ich bin nur noch leer. »Aama sagt, du hattest einen mächtigen Dämon in dir. Aber du bist stark«, sagt die Assistentin und gibt mir einen Beutel mit Reis.

»Du musst in den nächsten Tagen in jede Ecke deiner Wohnung mit voller Kraft und starkem Willen eine Handvoll Reis werfen. Damit, wenn der Dämon aus dir heraustritt, er nicht in deiner Wohnung bleibt.« Ich nicke müde und warte auf das Ende.

Als alle Sitzungen vorbei sind, zieht Aama ihre heiligen Gewänder aus, sie hält jedes einzelne Stück an die Stirn und verneigt sich. Dann nimmt sie ihre heiligen Utensilien und führt auch mit ihnen eine kleine Zeremonie durch. Schließlich wickelt sie sie in ein Stück Stoff und stopft alles zusammen in eine Plastiktüte von Primark.

Nicht nur Hightech und Geister treffen sich hier, sondern auch Profanes und Erleuchtetes, denke ich.

EIN BOOT, DAS MICH ZURÜCKBRINGT

Am nächsten Tag schlage ich die Augen auf – und fühle mich leicht und stark. Ich kann es nicht fassen. Ich stehe auf und mache Frühstück. Meine Käseglocke ist nicht mehr da, und ich kann die Liebe durch meinen Körper fließen spüren wie einen sanften Fluss.

»Wie geht's dir?«, fragt mein Freund. Ich sehe ihn an, und da ist ein zartes Band der Liebe. *Wie kann das sein?,* denke ich und nehme unsere Tochter auf den Arm. Sie strahlt mich an, und ihr Lächeln berührt mein Herz. Tränen laufen mir die Wangen runter. Ich fühle, dass der Nebel in meinem Herzen sich verzogen hat. Gestern war noch alles dunkel, grau, schwer, doch heute fühlt sich mein Herz zum ersten Mal seit langer Zeit leicht an.

»Was ist los?«, fragt Johannes erschrocken, als er meine Tränen sieht.

»Ich habe das Gefühl, ein Boot gefunden zu haben, das mich wieder zu euch zurückbringt«, sage ich und weine weiter vor Glück. »Ich habe dir versprochen, ich werde einen Weg finden, und nun habe ich zum ersten Mal das Gefühl, dass ich es wirklich schaffen kann.« Wir fallen uns in die Arme und lachen. Eine tonnenschwere Last scheint mir von den Schultern genommen.

»Und das hat die Schamanin geschafft?«, fragt er ungläubig. Ich zucke die Schultern.

»Jemand anderer hätte bei einem oder einer Therapeut*in

sein Glück gefunden, ich scheine wohl eher auf solche Dinge anzuspringen«, sage ich.

In den nächsten Wochen geht es mir immer besser. Ich freue mich darauf, meine Tochter abzuholen. Natürlich ist es nicht immer rosig, es gibt Wutanfälle, bockige Phasen und schlaflose Nächte. Doch bei aller Belastung und auch zeitweiliger Genervtheit bin ich irgendwie mehr *da.* Anders kann ich es nicht erklären: Ich bin wieder da. Ich ärgere mich, ich freue mich, ich bin glücklich oder traurig. Ich fühle meine Gefühle. Ob ich wirklich von einem Dämon besessen war? Ich weiß es nicht.

Ich muss an die Worte von Andreas Brieschke denken: »Frauen (und Beziehungen) haben nach einer Geburt oft eine dicke Krise.« Auf mich traf das absolut zu. Zuerst musste ich die Geburt verarbeiten und dann in meine Rolle als Mutter reinwachsen – und mein Freund in die als Vater.

Plötzlich erinnere ich mich auch an die Worte meiner Osteopathin: »Menschen brauchen drei Jahre, um in die Rolle als Vater und Mutter hineinzuwachsen. Trennen Sie sich also nicht in den ersten drei Jahren, danach wird es besser.«

Unsere Tochter ist nun drei Jahre alt, und tatsächlich habe ich das Gefühl, angekommen zu sein in meiner neuen Welt. Schade, dass ich ihren Rat und den der anderen damals nicht so richtig verstanden habe. Klar haben alle gesagt, dass sich mein Leben ändern würde, aber niemand hat gesagt: »Hey, das ist wie eine zweite Pubertät. Du weißt nicht mehr, wer du bist, was du magst und wofür du stehst. Das muss sich erst finden, und das dauert drei Jahre.«

Also: Wer bin ich? Was mag ich? Und wie will ich leben und vor allem lieben? Ich will jetzt die neue Tina, quasi die Tina 40.0, entdecken – und zwar nicht nur als Mutter, sondern vor allem als Frau.

HEILIGE ODER HURE?

Als Teenager hatte ich jede Menge Glaubenssätze, die mir im Weg standen. »Du darfst nicht wild sein.«, »Freiheit gibt es nicht.«, »Du kannst nicht nach deinen eigenen Regeln leben.«, »Man braucht Sicherheit.« Als junge Frau konnte ich diese Glaubenssätze beiseiteschaffen und mir ein Leben kreieren, in dem ich wild und frei war und, so gut es ging, nach meinen eigenen Regeln lebte. Ich fuhr Motorrad, lebte in New York und Paris, wurde Party-Redakteurin, war jede Nacht auf einem anderen Event und durfte später als Society-Reporterin noch jede Menge Hollywoodstars treffen.

Dann wurde ich Mutter, und plötzlich passte ich nicht mehr in mein Leben. Anfangs habe ich gar nicht gemerkt, wo das Problem genau lag, doch je mehr ich darüber nachdachte, Blogs las, Onlinekongresse verfolgte und Podcasts hörte, desto deutlicher wurde es. Als Mutter hatte ich es plötzlich mit einer ganzen Menge neuer Glaubenssätze zu tun. Jetzt, wo sich der Nebel in meinem Kopf verzogen hat, schreien sie mir förmlich ins Gesicht: »Als Mutter musst du deine Bedürfnisse hintanstellen.«, »Du musst ein zweites Kind bekommen, damit es ein Geschwisterchen hat.«, »Karriere und Kind geht nicht.«, »Als Mutter bist du Heilige, nicht Hure.« Viele haben diese Glaubenssätze mehr oder weniger in sich drin. Sie entsprechen dem gängigen Bild der Mutter in unserer Gesellschaft: Die opfert sich für die Familie auf, umsorgt alle und zieht daraus ihr Glück. Sie soll gut aussehen, aber nicht mehr sexy sein. Brav und sittsam, nicht wild und frei.

Wild, frei und unabhängig sind aber immer noch starke Werte für mich, und nun ist es endlich an der Zeit, dafür zu sorgen, dass sie nicht mehr mit meiner Mutterrolle kollidieren, sondern sich integrieren. Ich gestehe mir endlich ein, dass ich es hasse, auf Kinderspielplätzen rumzusitzen. Ich verlagere das Spielen also in den Hof, wo ich zumindest mit interessanten Nachbarn quatschen kann. Ich fange auf Anraten der Kindergärtnerin an, mir *Me Time* zu nehmen. »Deine Tochter profitiert auch davon. So lernt sie nämlich durch dich als Vorbild, dass es okay ist, seinen Bedürfnissen nachzukommen«, bestärkt sie mich. Also liege ich nun auch mal auf dem Sofa und sage Nein zum Spielen. Und wir haben uns gegen ein zweites Kind entschieden. Wir sind beide happy so wie es ist – und auch an unseren Grenzen, ehrlich gesagt.

Und beim Thema »Heilige oder Hure« beschließe ich, dass beides einander bedingt. Jede von uns kann die Heilige UND die Hure sein. Volker Schmidt, Buchautor von *Untervögelt – Macht zu wenig (guter!) Sex uns hässlich, krank und dumm?* hat in einem Interview mit meiner Kollegin Heike Niemeier über Heilige und Hure gesagt: »Das sind polarisierende Spottworte, die bilderbuchhaft widerspiegeln, wie infantil und unreflektiert unser Umgang mit unserer Sexualität ist. Weder das Bild der Heiligen noch das der Hure ist ja wirklich attraktiv oder gar begehrenswert. Allerdings maskieren diese Begriffe zwei Kräfte, die nicht nur in jeder und jedem von uns vorhanden sind, sondern die darüber hinaus geradezu wundervoll unsere Sexualität bereichern. Schlimmer noch: Ich behaupte, wenn diese Kräfte fehlen oder unterdrückt werden, dann werden wir unsere Sexualität niemals wirklich als erfüllt und erfüllend erfahren. Ich nenne diese innerpsychischen Aspekte in uns ›den Engel‹ und ›das Tier‹.«

Und genauso sehe ich das auch. Sex wird schöner, erfüllender, kreativer und lustiger, wenn wir uns erlauben, alle Aspekte in uns beim Sex zu leben: die Heilige, die Hure, den Engel, das Tier, die Witzige, die Dominante, die Sinnliche, die Wilde …

SEX NACH DEM BABY

Ich treffe meinen Freund Stefan zum Lunch. Er ist gerade Vater geworden. Mit Begeisterung zeigt er mir die süßen Bilder seines Babys, erzählt, dass es bereits ganz eigen ist, und hat dazu lustige Anekdoten aus dem Alltag parat. Ich höre ihm gern zu, er wirkt so glücklich und zufrieden mit sich und seinem Leben.

»Wie war die Geburt?«, frage ich, und er erzählt etwas ausführlicher vom Krankenhaus.

»Wie geht es der Mutter jetzt?«, frage ich weiter. Ich habe

mir angewöhnt, immer diese beiden Fragen zu stellen, um Raum zu geben, falls die frischgebackenen Eltern etwas mehr erzählen möchten. Ich habe festgestellt: Je mehr Platz sie bekommen, über ihr eigenes Erleben zu reden, desto eher erzählen sie auch von Angst, Scham oder Schmerz. Denn von Andreas Brieschke weiß ich ja nun, dass es Möglichkeiten geben muss, diese Eindrücke mit anderen zu teilen, damit sie heilen können.

»Wie läuft das jetzt eigentlich mit dem Sex?«, reißt mich Stefan plötzlich aus meinen Gedanken.

»Wie meinst du das?«, frage ich nach.

»Wann und wo haben wir denn jetzt noch Sex?«

Ich muss grinsen, denn das ist ein großes, oft unsicheres Feld nach einer Geburt. Ab wann man nach der Geburt wieder Sex haben kann, empfehlen einem in der Regel (Frauen-) Ärzt*innen oder Hebammen. Aber es gibt meist noch ein paar mehr Fragen …

WO HABEN WIR SEX?

Häufig schläft das Neugeborene im Elternbett, und einige wollen neben ihrem Nachwuchs eben keinen Sex haben, laut stöhnen und kreischen. Es bleibt also nur eine Möglichkeit: raus aus der Komfortzone. Ortswechsel sind schließlich lustfördernd. Also rüber zur Couch, das Arbeitszimmer für neue Themen entdecken oder auch Keller und Dachboden erfreuen sich plötzlich ganz neuer Beliebtheit. Auch das Badezimmer eignet sich hervorragend, unter der Dusche oder in der Badewanne ist es zwar rutschig, aber auch sehr heiß.

WANN HABEN WIR SEX?

Das ist eine supergute Frage, denn eigentlich heißt die Antwort: nie. Konnte man sich früher schön den Abend Zeit nehmen und lustvoll das gemeinsame Spiel genießen, findet sich nun kaum noch eine ruhige Minute.

Es gibt nur zwei Möglichkeiten: spontan. Das Baby schläft und man fällt übereinander her. Wobei die Erfahrung lehrt, dass das eher selten passiert, weil Müdigkeit, Erschöpfung oder Haushalt dazwischenfunken.

Die bessere Variante ist Möglichkeit zwei: Man verabredet sich zu einem Sexdate. Ja, du hast richtig gelesen: eine Sexverabredung. Wir machen doch inzwischen fast nichts mehr spontan, kein Picknick, keinen Kinobesuch und auch kein Yoga. Warum also sollte spontaner Sex klappen? Eben. Meisten klappt er eher nicht. Daher besser: sich dazu verabreden.

Zum Sexdate in der Mittagspause etwa. Da ist das Kind in der Kita, und man hat die Wohnung für sich, oder man geht ins Hotel. Bei www.dayuse.de finden sich tolle Angebote von Hotels, die man tagsüber für ein kurzes Tête-à-Tête buchen kann. Wer gern mal abends ein Schäferstündchen genießen möchte, für den habe ich folgenden Tipp: einfach ein Hotelzimmer buchen. Wer es bequem und diskret mag, der kann schon am Nachmittag einchecken und gleich bezahlen. Einfach sagen, dass man ganz früh morgen rausmuss und daher gleich schon den Check-out machen. Dann nur noch den Champagner in den Kühlschrank stellen und die Toys über das Bett verteilen. Später vorbeikommen, sich vergnügen und anschließend einfach gehen, um rechtzeitig den Babysitter auszulösen.

Oder doch lieber zu Hause? Das Kind schläft, man öffnet eine Flasche Wein, redet über das Leben (bitte nicht über das Kind, hier geht es um euch als Frau und Mann, nicht um euch als Mutter und Vater). Schöne Musik auflegen, kuscheln, massieren und gemeinsam die Zeit genießen. Viele Paare, die ich kenne, legen ihre Date-Night daheim übrigens auf den Sonntag. Samstag erholt man sich von der stressigen Arbeitswoche und Sonntag hat man dann den Kopf frei für ein sinnliches Abenteuer.

KANN DAS KIND UNS HÖREN?

Die meisten Kinder schlafen tief und fest und werden selbst von den lautesten Geräuschen nicht wach. Solltest du aber ein Kind haben, das nachts viele Wachphasen durchlebt, dann musst du eben leise sein – oder empathisch.

»Mama, tut dir was weh?«, kann da schon mal aus der Dunkelheit tönen. Dann hilft meiner Meinung nach nur Offenheit: »Nein, Mama hat Sex und ganz viel Spaß mit Papa.« Oder etwas anderes, das die Situation einleuchtend erklärt.

Ich finde, viel wichtiger als die »richtigen« Worte, ist es, dem Kind begreifbar zu machen, dass es 1) Sex ist, dass es 2) okay ist und dass es 3) euch beiden gut geht. Denn ein Kind spürt sofort, wenn ihm etwas verheimlicht wird. Sobald du anfängst rumzudrucksen, wird es hellhörig werden. Daher besser raus mit der Wahrheit, Sex interessiert meist ohnehin noch nicht. Eine glaubwürdige Antwort aber schon.

FEMINISTIN AUF DEM ZWEITEN BILDUNGSWEG

Durch die Tantramassagen bei Aleksandra Veronika sind Erinnerungen in mir hochgekommen. Unschöne Erinnerungen, die ich verdrängt und vergessen hatte. Auch ich kenne sexuelle Gewalt, doch habe ich mich viele Jahrzehnte lang geweigert, mich als Opfer zu sehen. Ich habe mich geschämt, dass mir so etwas passiert war, und wollte mich nicht damit beschäftigen. Doch seit der ersten Tantramassage geht das nicht mehr. Mit der Entpanzerung meines Schoßes sind auch diese Erinnerungen freigesetzt worden.

Ich sitze eines Abends am Computer und schreibe einen Artikel für den Blog, da taucht in meinem Newsfeed bei Facebook zum ersten Mal der Begriff »#metoo« auf.

Über die selbstverständliche Sexualisierung von Frauen und ihren Körpern wird schon länger in den Medien diskutiert. Laura Himmelreich, Redakteurin beim *Stern*, warf 2013 FDP-Politiker Rainer Brüderle Sexismus vor. Sie schrieb über einen Annäherungsversuch Brüderles während eines inoffiziellen Get-togethers mit Journalist*innen in einer Hotelbar: »Brüderles Blick wandert auf meinen Busen«, anschließend habe der FDP-Mann gesagt: »Sie können ein Dirndl auch ausfüllen.« Im Laufe des Gesprächs habe er nach ihrer Hand gegriffen und diese geküsst.

Damit ging es los, dass ich mich fragte: Was ist eine saloppe Bemerkung und was schon sexuelle Belästigung? Mir wurde klar, dass ich Hunderte solcher Momente, wie Laura Himmelreich sie beschrieben hat, schon erlebt und sie für völlig normal gehalten hatte.

Ich erinnerte mich an den Empfang einer Zeitung. Ein alternder Gastrokritiker wedelte mit einem Stück Staudensellerie vor der Nase einer Journalistin herum, die ein körperbetontes Outfit trug, und verkündete breit grinsend, dass man damit Frauen glücklich machen könne. Da echauffierte sich sogar die Vorgesetzte der Kollegin: »Der zieht Sie ja fast aus mit seinen Blicken!«

Und eine junge Redakteurin berichtete mir auf demselben Event von den Avancen eines ebenfalls älteren Herrn in führender Position bei einer Autofirma. Der habe ihr erklärt, dass er von nun an jeden ihrer Artikel lesen würde – sie habe schließlich Talent. »Woher will er das wissen? Der kannte nicht *einen* Text von mir«, sagte sie entrüstet.

Ein Event, zwei Geschichten. Absolute Normalität für Frauen. So normal, dass keine der beiden Journalistinnen sich in der Chefredaktion über den Kollegen oder den Freund des Hauses beschwerte. Wozu auch? So ist der weibliche Alltag eben.

Um das Ganze abzurunden, erzähle ich noch eine kurze weitere Geschichte. Der Chefredakteur derselben Zeitung lehnte ein Interview mit einer erfolgreichen Musikerin ab, weil sie »zu fett« sei. Frauen sollen wohl dem gängigen Schönheitsideal entsprechen, damit sie mit Foto gezeigt werden können! Für dicke, männliche Schauspieler gilt diese Regelung im Übrigen nicht.

Auf einmal wurde mir klar, dass Frauen tagtäglich den sexuellen Blicken, Witzen, Anzüglichkeiten und Gebaren von Männern ausgesetzt sind. Doch wenn sie nicht sexy genug sind, wird ihnen die Aufmerksamkeit entzogen.

MeToo gibt diesem Problem plötzlich einen Namen. Männer dürfen nun ihr Verhalten überprüfen und Frauen sich fragen, warum sie das mit sich machen lassen.

Doch das Problem liegt noch tiefer. Viele Frauen sind sogar physischer Gewalt ausgeliefert. Etwa jede vierte Frau in Deutschland ist Opfer häuslicher Gewalt. Mehr als 114 000 Frauen wurden im Jahr 2018 bedroht und genötigt von Ehemännern, Partnern oder Ex-Partnern, gibt das Bundeskriminalamt (BKA) anlässlich des »Internationalen Tags gegen Gewalt an Frauen« am 25. November 2019 an. Laut Statistik wurde im vergangenen Jahr jede Stunde eine Frau Opfer sogenannter Partnerschaftsgewalt. 122 Frauen starben an den Folgen der Attacken. Dafür gibt es inzwischen sogar einen eigenen Begriff: Femizid. Er bezeichnet die Tötung eines Menschen weiblichen Geschlechts.

Warum wichtig ist, klar herauszustellen, dass es sich bei den Opfern um Frauen handelt? Das BKA weist darauf hin, dass 67 Prozent der Täter Deutsche sind. Es weist *nicht* darauf hin, dass die Täter allesamt Männer sind. Denn darüber wird noch viel zu wenig geredet: Körperliche Gewalt ist zumeist männlich. Mehr als achtzig Prozent aller Gewalttaten in Deutschland werden von Männern begangen. Frauenrechtlerinnen hierzulande wollen deshalb, dass der von der WHO geprägte Begriff »Femizid« auch in Deutschland offiziell verwendet wird.

»Dieser Begriff hat seine Berechtigung, weil er die politische Aufmerksamkeit auf einen systematischen Tatbestand lenken soll – dass es eben Morde an Frauen gibt, weil sie Frauen sind. Das ist keine Privatangelegenheit, sondern gehört auf die politische Bühne«, erklärt Ferdinand Sutterlüty, Professor für Soziologie an der Goethe-Universität in der *Frankfurter Rundschau*.

Doch der Wind dreht sich. Seit einigen Jahren weisen Frauen (und Männer) immer lauter darauf hin und wollen diesen Missstand nicht mehr hinnehmen. Mit MeToo bekommt die alltägliche sexuelle Gewalt gegen Frauen einen Namen.

Das beweist in diesem Moment der Blick durch meine Augen auf den Bildschirm: Es schließen sich immer mehr Frauen an, die einfach nur »#metoo« beitragen. Mein ganzer Feed scheint voll von Frauen, die sexuelle Übergriffe selbst erlebt haben.

Der Begriff »MeToo« wurde 2006 zum ersten Mal von der Aktivistin Tarana Burke verwendet. Jetzt, elf Jahre später, macht Hollywoodschauspielerin Alyssa Milano das Hashtag berühmt. Sie ermutigt alle Frauen, die von sexueller Belästigung betroffen sind, auf Twitter: »Wenn du sexuell belästigt oder angegriffen wurdest, schreibe ›MeToo‹ als Antwort auf diesen Tweet.«

Was folgt, ist eine Ich-auch-Epidemie.

Plötzlich entdecke ich unter den Betroffenen Freundinnen, Bekannte, Kolleginnen, die sich anschließen. Es werden immer mehr. Ich sitze an diesem Abend vor dem Bildschirm, und es ist wie eine krasse, traurige Offenbarung, die ich erlebe.

Die auch, denke ich.

Und die? Und die und die?

Es sind so viele, dass ich es gar nicht zählen kann. Ich bin schockiert, wie viele Frauen berichten, dass sie Opfer von männlicher Gewalt, Übergriffen und Belästigungen geworden seien. Gleichzeitig bin ich berührt, wie viele ihre Stimme erheben und sich dazu bekennen.

Seit der Tantramassage weiß ich es nun auch wieder: MeToo. Eine Vergewaltigung in einer Beziehung und eine versuchte Vergewaltigung auf einer Reise habe ich erlebt. Und verdrängt. Die Scham war zu groß und auch die Schuld: War ich zu naiv? Habe ich mich nicht genug gewehrt? Es vielleicht sogar provoziert?

Ich habe das Erlebte zwar verdrängt, doch es hat trotzdem mein Verhalten beeinflusst. Ich bin übervorsichtig, misstrauisch, manchmal sogar richtig ängstlich Männern gegenüber geworden. Schließlich war meine Sicherheit erschüttert worden.

Die Massage brachte diese Angst, aber auch meine Wut und meine Scham an die Oberfläche. In Gegenwart von Aleksandra Veronika konnte ich sie zulassen, fühlen, annehmen – und heilen.

Ich fühle es ganz deutlich: Es ist nun auch an der Zeit für mich, dazu zu stehen.

Ich tippe »#metoo« bei Facebook ein und klicke auf »posten«. Ich bin auch ein Opfer.

In den nächsten Tagen befrage ich meine Freundinnen zu dem Thema. Nur eine einzige unter ihnen hat keine MeToo-Erfahrung gemacht. Pograpscher, Busengrapscher, sexistische Sprüche, anzügliche Angebote, Schläge, Stalking bis hin zur Vergewaltigung. So sieht die Realität von vielen Frauen aus. Und ich fange an, mich richtig darüber zu ärgern. Das will ich nicht mehr akzeptieren.

WARUM JEDE LERNEN SOLLTE, SICH ZU WEHREN

Früher war ich männlichen Übergriffen gegenüber völlig stoisch eingestellt – wie die meisten von uns.

Das änderte sich schlagartig.

Mein persönliches Initiationserlebnis war im »Cookies Cream« vor einigen Jahren. Auf dem Weg die Treppe nach oben klatscht mir ein prominenter Schauspieler auf den Po. Vor meinem Freund. Der flippt aus, ich hingegen beruhige ihn, spiele den Vorfall herunter, um eine Schlägerei zu vermeiden. Warum? Es ist mir peinlich, ich will nicht als Opfer dastehen und kein Aufsehen erregen. Mein Freund ist, wie gesagt, ein Feminist (das meine ich wirklich so) und erklärt mir später einleuchtend, warum mein Verhalten falsch gewesen sei.

»Du musst dich wehren, sonst ändert sich nie etwas«, sagt Johannes. Jahrelang hat er als DJ, Veranstalter und Tourmanager im Nachtleben gearbeitet.

»Nimm dir die toughen Berliner Club-Türsteherinnen als Vorbild. Glaubst du, denen haut jemand auf den Po? Der bekommt so eine geschallert, dass es das letzte Mal war. Das kannst du auch. Trau dich!« Dann hält er mir seine Wange hin.

»Schlag mich«, fordert er mich auf.

»Ich soll was?«, frage ich mehr als verdutzt.

»Du hast doch bestimmt noch nie jemandem eine Ohrfeige gegeben. Da hat man eine Hemmung zuzuschlagen. Das üben wir jetzt. Also, schlag zu«, wiederholt er bestimmt.

Nach drei satten Ohrfeigen meint er lachend: »Das reicht. Ich glaube, du hast es jetzt raus.«

Bei mir macht es nach MeToo »klick«. Ich begreife, wie sehr ich daran gewöhnt war, mir Peniswitze anzuhören und dabei nur genervt zu lachen, über sexuelle Anzüglichkeiten am Arbeitsplatz nur peinlich berührt zu sein, sie aber totzuschweigen.

ICH BIN NICHT SCHULD

Ich beschloss zwei Dinge:

1) Ich lache das nicht mehr weg. Und: 2) Ich bin nicht schuld. Es ist nicht mein enger Rock, der aussagt, ich möchte einen Popoklatscher bekommen, sondern es sind dreiste Männer, die über Grenzen gehen. *Sie* sind schuld, dass so etwas Ungehöriges passiert, und ich muss mich wehren. Denn man begreift nur, dass man etwas Falsches getan hat, wenn das Gegenüber es benennt und die eigenen Grenzen aufzeigt.

In den nächsten Monaten lernte ich, dass es keine coole, schlagfertige Antwort auf eine Belästigung gibt. Die kommt erst Stunden später – zu spät. Doch es gibt etwas, was ich mir zunutze machen kann: meine Wut im Bauch. Die ist nämlich sofort da und alarmiert mich. Sobald sie sich meldet, weiß ich: Jemand hat meine Grenze verletzt. Dann überlege ich nicht mehr, ob ich den Penis, der sich da gerade an der Supermarktkasse an mir vorbeidrängt, vielleicht missinterpretiere. Ich lasse die Wut sprechen:

»Hey, was soll das?« »Nimm deinen Penis von meinem Po. Das nervt!«

Ich frage mich nicht mehr: Darf ich das? Habe ich recht? Gehe ich zu weit? Ich folge meinem Gefühl und beschütze mich.

MÄNNER (UND FRAUEN) BRAUCHEN GRENZEN

Ob es Gegenwehr gibt? Die meisten Typen wissen, dass sie etwas Falsches gemacht haben. Maulen dann rum und verziehen sich schließlich. Das Gemaule zu ertragen, ist mir allemal lieber, als zu lächeln und zu schweigen, denn ich will für mich einstehen und Männern Grenzen aufzeigen. Es wird sonst nicht besser werden.

Im Blogzine *This is Jane Wayne* hat eine Autorin für sich diese Lösung gefunden:

»Es gibt seit Kurzem eine neue Regel in meinem Leben: Wenn mich wer angrapscht, dann schlage ich sofort zu. Das klingt krass, ist es auch, aber, ey, seitdem ist alles besser.«

ZUSCHLAGEN ODER NICHT?

Zuschlagen halte ich nicht für die richtige Lösung (und man könnte im schlechtesten Falle ja sogar strafrechtlich belangt werden). Doch meine Grenzen zu verteidigen und meine Wahrheit zu sprechen, wird mir wichtiger. Meine Waffen sind die Worte. Dieses schlagkräftige Instrumentarium setze ich ein, um mich zu schützen – und auch andere. Frauensolidarität hilft nämlich sehr. An einem heißen Tag im letzten Sommer führten zwei Teenager am Alexanderplatz in Berlin ihre kürzesten Röcke und Tops aus. Sie waren stolz und fanden sich schön. Bis ein zwanzig Jahre älterer Mann vor ihnen stand und sie heftig anbaggerte. Die beiden drehten sich weg, doch der Typ schrie sie an:

»Mit *den* Röcken wollt ihr es doch!«

Ich sprang dazwischen.

»Nein! Nicht die Mädchen sind zu aufreizend angezogen, sondern du hast deine Sexualität nicht im Griff. Such die Schuld bei dir selbst«, schrie ich zurück. Der Typ verzog sich, die Mädchen waren völlig verstört. Vielleicht sogar auch von mir. »Niemand muss sich das gefallen lassen, Männer haben kein Recht, euch so zu behandeln«, erklärte ich ihnen.

Sich zu wehren, ist Selbstermächtigung. Wie gesagt, die Wahl der Mittel muss jede für sich entscheiden. Ich merke, dass mir meine Wut einen guten Dienst erweist. Die Autorin von *This is Jane Wayne* erklärt es so: »*Ich habe keine Hemmungen mehr, in die Situation zu gehen und die Betroffene* zu fragen, ob sie Hilfe braucht. Ich muss den Frauen* auch nicht die Verantwor-*

tung für die Übergriffe zuschieben, um meine eigenen Gefühle wie Angst und Machtlosigkeit als Frau abzuwehren.«*

Angst und Machtlosigkeit sind nämlich schlechte Berater. Doch die Wut in meinem Bauch hat mir geholfen, meinen eigenen Weg zu finden, um meine Grenzen (und die von anderen) zu beschützen.

MANSPREADING UND MANSPLAINING

Ich treffe Mona und Babette zu unserer regelmäßigen Themenkonferenz im Café, und wir sprechen über sexuelle Belästigung.

»Ich schreie die Typen, die mich belästigen, sofort an. Oder Umstehende«, erklärt Babette. »Ich brülle so richtig laut, dann habe ich die Aufmerksamkeit aller Leute drumherum und damit auch die Sicherheit, dass der Typ mir nichts antut.«

Mona schüttelt den Kopf.

»Ich frage mich gerade, was sexuelle Belästigung ist – und was nicht«, sagt sie. »Vor einiger Zeit war ich auf einer dieser Berliner sexpositiven Partys«, erzählt sie. »Ich stand mit einem Bekannten an der Bar, als eine Freundin von ihm dazukam. Die Dame war ausgesprochen jung, leicht bekleidet und hübsch. Als sie mir vorgestellt wurde, wanderte ihr Blick direkt in meinen großen Ausschnitt und mit einem ›O mein Gott!‹ griff sie beherzt zu. Ich will nicht behaupten, dass es mich gestört hätte, aber ich war schon ziemlich irritiert. Wenn sie ein Mann gewesen wäre, hätte ich direkt eine fette Sexismusdebatte losgetreten und darauf gepocht, dass die Würde des Menschen, ebenso wie ihre Brüste, unantastbar sei. Nun war es jedoch eine junge Frau. Aber macht es das besser? Ist das nicht auch sexuelle Belästigung?«, fragt sie.

»Völlig klar: sexuelle Belästigung«, sagen Babette und ich wie aus einem Mund.

»Bei einem Mann kommt aber dazu, dass ich körperlich unterlegen bin, und das macht mir Angst, weil er mich überwältigen und vergewaltigen könnte – egal, wie sehr ich mich auch wehre«, sage ich.

Wir diskutieren in der nächsten Stunde viel über das Thema. Im Anschluss schreibt Mona über den Brustgrapscher der Frau und Babette einen Blogpost über Manspreading, über Männer also, die in der U-Bahn mit breiten Beinen dasitzen, sodass sie zwei Plätze beanspruchen.

Die neue Achtsamkeit geht währenddessen weiter. Der »alte, weiße Mann« steht unter Beobachtung. Frauen beschweren sich über »Mansplaining«, wenn Männer herablassende Bemerkungen machen, meist der weiblichen Gesprächspartnerin gegenüber, weil sie denken, dass sie mehr vom Thema verstünden, um das es gerade geht.

Der männliche Blick auf die Welt ist nicht mehr die Norm.

Auch bei der Bewegung »#dichterdran« wird sexistische Literaturkritik von Männern aufs Korn genommen.

Günzin Kar, Kolumnistin und Regisseurin, schreibt in Anlehnung an den männlichen Blick auf Autorinnen:

»Sie sehen blendend aus für Ihr Alter, Chapeau! Verraten Sie uns Ihre drei Must-have-Körperpflegeprodukte, Frank Schätzing?«

Der Tweet von Alsergrundler bringt Alltagssexismus ebenfalls schön auf den Punkt:

»Wie stets im eleganten Dress, sich seiner sinnlichen Ausstrahlung bewusst, sitzt er mir gegenüber: Durs Grünbein, der Robert Redford der deutschen Gegenwartsliteratur, seit Jahrzehnten Verlegerinnen und Kritikerinnen den Kopf verdrehend.«

Doch woher kommt diese männliche Dominanz, der Frauen sich seit Generationen ausgesetzt sehen? Warum ist es so normal, dass Männer öffentliche Räume mit ihrer Sexualität aufladen dürfen? Und ihr sexualisierter Blick auf Frauen die Norm ist?

MATRILINEARE KULTUREN

Die längste Zeit der Menschheitsgeschichte haben Menschen in sogenannten matrilinearen Kulturen gelebt. Matrilinearität bedeutet, dass Verwandtschaft, Privilegien, Ämter und Besitz – falls vorhanden – über die mütterliche Linie weitergegeben werden. Zu Beginn waren matrilineare Kulturen meist Nomaden, Jäger und Sammler, Besitz gab es nicht. Entscheidungen wurden im Konsens der Sippe getroffen.

Alle Kinder, die von Frauen aus der Sippe geboren wurden, gehörten automatisch zur Sippe der Mutter. Das Konzept »Vater« spielte in diesen Kulturen gar keine Rolle. Es gab nur Liebhaber, die zu Besuch kamen und ihren eigenen Status und ihre Rolle im Haus der Mutter innehatten. Die männlichen Bezugspersonen für die Kinder waren daher Brüder, Cousins und Onkel.

Die Existenz der Menschen und also auch der Kinder wurde über die Sippe abgesichert, nicht über den Vater oder Ehemann. Das hatte natürlich auch enorme Auswirkungen auf die Sexualität, die zum einen frei gelebt wurde, zum anderen galt damals die *female choice:* Die Frau wählte den Mann und hatte Sex, mit wem SIE wollte. Außerdem war die Frau damals heilig, denn sie galt als Abbild der kosmischen Mutter, die alles erschafft und am Leben erhält und am Ende wieder zu sich nimmt. Und sie wurde als Ernährerin verehrt: Schließlich entschied das Stillen allein damals über Leben und Tod eines Babys.

Patriarchat

Nomaden in der Steppe begannen aufgrund erschwerter klimatischer Bedingungen vermehrt mit der Tierhaltung. Irgendwann wurden sie dann auch sesshaft. Durch die Tierhaltung kam es zu Besitz und zu einer Bewusstseinsänderung. Die Menschen verstanden: Ein Bulle reicht, um zwanzig Kühe zu begatten. Der kräftigste Bulle sollte von nun an die weiblichen Tiere begatten.

Nach und nach wurde der Samen zum *big thing*. Vaterschaft als Konzept und Machtinstrument waren die Folge. Die Frau wurde zum Gefäß degradiert.

Dieser Paradigmenwechsel zog sich über viele Tausend Jahre hin und hatte am Ende zur Folge, dass aus der Matrilinearität – ein frauenzentriertes, aber gleichberechtigtes Gesellschaftsmodell – ein Patriachat – die Herrschaft der Väter – wurde. Die *female choice*, ein elementares Prinzip der Evolution, das Hunderttausende von Jahren für die friedliche Vermischung unterschiedlicher Menschen gesorgt hatte, war abgeschafft. Stattdessen wählte der Mann beziehungsweise der Vater die Frau und betrachtete sie und die Kinder als sein Eigentum.

»Die Frau wurde entmachtet, denn die Männer entdeckten, dass es auf die willentliche Mitwirkung der Frau bei der Zeugung überhaupt nicht ankam. Der Mann konnte sich die Frau einfach nehmen, sogar mit Gewalt, denn sie blieb freiwillig, da sie nur so ihre Kinder aufziehen konnte«, erklärt Alexandra Schwarz-Schilling, Psychologin, Schamanin und Geschäftsführerin.

Es wurde die männliche Erblinie etabliert, Ämter, Privilegien und Besitz gingen nun vom Vater an die Söhne über. Deshalb wurde es für den Mann immens wichtig, dass es sich wirklich um *seine* Kinder handelte. So wurde die Ehe eingeführt, um die endgültige Kontrolle über die weibliche Sexualität zu bekommen. Sie sollte verhindern, dass Frauen wie früher mehrere Liebhaber hatten.

Dazu wurden immer strengere Regeln um das Konstrukt Ehe eingeführt, die schließlich die Sexualität insgesamt abwerteten. Die Frau galt nun nicht mehr als Ernährerin und Heilige, im Gegenteil:

»Das Weibliche wurde zerstückelt in die Heilige und die Hure. Das wurde zuerst politisch durchgesetzt und später religiös gerechtfertigt«, erklärt Schwarz-Schilling.

Zwischen 1000 vor Christus und 1000 nach Christus entstanden die großen monotheistischen Weltreligionen Judentum, Christentum und Islam. Die neue Rolle des Vaters brauchte zeitgleich eine Rechtfertigung und musste gestärkt werden, weil das Konzept »Vater« vergleichsweise neu war. Schließlich hatte es das in den matrilinearen Sippen noch gar nicht gegeben. Deshalb ist in den monotheistischen Religionen die Vaterfigur mit Gott Vater so stark verankert. Die gesamte Schöpferkraft wurde nun dem Vater zugesprochen.

»Das Patriarchat und die Religionen haben zudem den Geist (Gott und Himmel) und die Materie (Erde, Körper und Sexualität) voneinander getrennt. Der Geist wurde erhöht und die Materie völlig abgewertet«, so Schwarz-Schilling – mit den schlimmsten Konsequenzen für Frauen, Männer, Körper, Sexualität und Natur.

Auswirkungen des Patriarchats auf die Frau

Die liebende Mutter auf der einen Seite und auf der anderen, schön abgewertet, die Hure für die »niederen Triebe«.

»Im Mythos von Adam und Eva verführt die Schlange die Frau, und die wiederum verführt den Mann und stürzt alle ins Elend. Der einst heilige Schoß der Frau wurde zur Wurzel der Sünde erklärt. Was einst als heilig verehrt wurde, wurde nun verteufelt. Da kann man ja die Verdrehung schon sehen. Verdreht und verknotet sind wir alle im Schoß«, sagt Alexandra Schwarz-Schilling.

Der Schoß der Frau wurde also zum Übel erklärt. Ist es dann wirklich verwunderlich, dass nach Jahrtausenden Patriarchat so viele Frauen keinen Zugang zu ihrem Schoßraum mehr haben und die Yonis taub geworden sind?

Obendrein: Eine eigenständige, weibliche Sexualität zu leben war (und ist in vielen Teilen der Welt noch heute) für die Frauen sehr gefährlich. Diese Freiheit wurde oft (und wird noch) mit dem Tod bezahlt.

»Sie ist entweder die Hure oder tot«, bringt es Schwarz-Schilling drastisch auf den Punkt.

Überall entstanden patriarchale Glaubensstrukturen – ein männlicher Gott, der Vater im Himmel, der Mann als Herr und Herrscher auf Erden. Die Sexualität wurde verteufelt und die Frau gleich mit.

Diese Verteufelung wirkt nun also seit zirka 5000 Jahren auf uns Frauen (und Männer) und erklärt wohl auch, warum man uns eine Mitschuld sowohl an anzüglichen Bemerkungen und sogar an Vergewaltigungen gibt. Sie erklärt, warum Frauen als lustlos gelten beziehungsweise gelten müssen, um zu überleben, und warum wir Frauen uns nur sehr langsam daraus emanzipieren. Die »Erbsünde« steckt schließlich im kollektiven Bewusstsein und wird seit über 5000 Jahren in Religionen, Gesellschaft, Gesetzgebung, Urteilssprüchen, Alltag, ja, sogar in Märchen vorgelebt und ständig wiederholt.

Eine weitere Folge des Patriarchats ist:

»Viele Frauen wollen immer noch keine Macht haben und Verantwortung tragen«, so Schwarz-Schilling. Das sei ihnen zu gefährlich, denn auch dieses Wollen hätten sie viele Jahrtausende mit dem Tod bezahlt, so die Schamanin. Lieber definieren sie sich über ihren Mann, stecken zurück und verzichten auf die Entfaltung ihres Selbst – das ist sicherer.

Im Moment jedoch machen wir uns diese patriarchalen Strukturen mehr und mehr bewusst und stellen sie nach und nach in Frage. Vielleicht können wir im nächsten Schritt unsere Sexualität besser annehmen und sie nicht mehr als etwas Böses und Schamhaftes verteufeln? Auch Männer können sich die Muster bewusst machen und müssen sich für ihr Begehren nicht mehr schuldig fühlen. So kann die Heilige wieder mit der Hure zusammengeführt und als »das Weibliche« verehrt werden.

»Und alle dürfen begreifen, dass Sexualität die stärkste Kraft ist, die durch uns fließt. Wer sie verteufelt, bringt sich um seine Lebendigkeit.«

Wenn das kein motivierendes Schlusswort ist. Danke, Alexandra Schwarz-Schilling!

An dieser Stelle möchte ich Alexandra Schwarz-Schilling danken für ihren wertvollen Input und die enge Zusammenarbeit bei diesem – zugegeben – hochkomplexen Thema.

ZURÜCK ZU MEINER LUST

Die Aussagen von Alexandra Schwarz-Schilling verwirren mich. Ich dachte immer, meine Lustlosigkeit sei mein eigenes, ganz individuelles Problem. Doch nun wird mir klar, dass das Patriarchat offenbar einen Anteil daran hat.

Patriarchale Strukturen und Religion prägen seit Jahrtausenden den Blick auf die Frau. Sie gilt als die üble Verführerin, die die Männer ins Unglück stürzt, und muss darum verschleiert werden. Vielerorts wird sie als unrein angesehen und darf während ihrer Menstruation keine heiligen Orte besuchen. Noch vor ein paar Generationen glaubte man, Frauen besäßen gar keine eigene Sexualität. Der Film *In guten Händen* mit Maggie Gyllenhaal zeigt das sehr anschaulich. Er beruht auf Tatsachen und erzählt von der mysteriösen »Krankheit« Hysterie, unter der um 1880 angeblich immer mehr Frauen litten. Um den Damen Erleichterung zu verschaffen, stimulierten Ärzte ihren Intimbereich. Und um die Handgelenke der Mediziner zu schonen, wurde ein Gerät (der spätere Vibrator) erfunden. Zum Brüllen – wenn es nicht so traurig wäre. Bis heute streitet sich die Wissenschaft darüber, ob es den G-Punkt wirklich gibt, und U- und A-Punkte sind kaum bekannt oder erforscht, genauso wenig wie das Lustorgan Zervix.

Viele Frauen haben also bis ins tiefste Innere ihres Seins verinnerlicht, dass sie keine eigene Lust besitzen oder, *wenn* sie lustvoll leben, »sie entweder die Hure oder tot« sind, wie Schwarz-Schilling es ausdrückt. Das erklärt für mich, warum auch heute noch so viele Frauen ihre sexuellen Bedürfnisse gar nicht spüren, geschweige denn sie aussprechen oder gar ausleben.

Doch seit ich den Blog mache, bemerke ich immer mehr Frauen, die aufbrechen, um ihre Sexualität zu entdecken und gleichberechtigt zu leben.

Über Facebook vernetze ich mich mit Frauen, die »im weiblichen Feld« wirken. Es sind Hunderte weltweit, wie Yella Cremer, Kristina Marlen, Silja Rehfeldt und Ilan Stephanie allein in Deutschland, Mangala Holland und Olivia Bryant in Australien, Michaela Boehm in den USA oder Yolande Alice Jaguar Carrell in Neuseeland. Ich lese ihre Posts, abonniere ihre Newsletter und besuche ihre Onlinekurse. Dort erfahre ich so viel mehr über weibliche Lust, als mir bisher bekannt ist.

Inzwischen denke ich, dass, wenn eine Frau Probleme mit ihrer Lust hat, sie folgende Aspekte genauer unter die Lupe nehmen sollte:

LEBE ICH EIN LUSTVOLLES LEBEN?

Frauen haben so viel im Kopf und sind so viel am Tun. Wir alle leben in der männlichen Yang-Energie: Tun, machen, schaffen. Um in die Lust zu kommen, braucht es aber Yin, weibliche Energie: Fließen, sein, hingeben. Was bedeutet Weiblichkeit eigentlich, und wie geht das mit dem Fließen, Loslassen und Hingeben?

HABE ICH DEN SEX, DER LUST AUF MEHR MACHT?

Wir brauchen anderen Sex mit zwanzig, dreißig oder eben vierzig, fünfzig, sechzig Jahren. Also: Wie sieht Sex aus, von dem man nicht genug kriegen kann?

IST ALLES OKAY IN MEINER PARTNERSCHAFT?

Streiten wir viel? Bin ich oft sauer? Gibt es viele laute und leise Vorwürfe? Oder haben wir uns auseinandergelebt? Also: Wie steht es um unser Miteinander?

WIE BEEINFLUSSEN UNS PATRIARCHALE STRUKTUREN?

Ich habe das Thema bereits angesprochen, doch wir Frauen können nicht deutlich genug begreifen, wie diese Strukturen unser Sexleben negativ beeinflussen, dass unsere Lustlosigkeit vielleicht gar nichts mit uns zu tun hat, sondern quasi antrainiert ist.

DER EIGENE KÖRPER UND DIE LUST

Wie entsteht eigentlich Lust? Im Kopf? Im Körper? Wir Frauen müssen uns selbst kennenlernen. Wie ticken wir? Wie werden wir bestimmt von Hormonen und Zyklus?

UND ZUM SCHLUSS GANZ WICHTIG: DAS EIGENE SELBST

Wie steht es um Selbstliebe, Selbstakzeptanz, Selbstwert, Selbstachtung, Selbstermächtigung? Tun wir alles um des lieben Friedens willen? Opfern wir uns auf, weil wir denken, das wäre Liebe? Wer lustvoll den Sex haben will, von dem er nicht genug kriegen kann, der muss ihn sich erlauben. Und da kommen wir zur Beziehung mit uns selbst.

DIE KRUX MIT DEM LOSLASSEN

Für guten Sex muss man loslassen können, heißt es. Da kann ich nur lachen. Sobald ich anfange loszulassen, wird's nur noch lauter in meinem Kopf. Seine Hände umfassen meine Hüfte, seine Küsse sind warm und weich. Ich will sie genießen. Sie schmecken so verheißungsvoll. Doch stattdessen bemerke ich die Staubschicht auf dem Bücherregal, erinnere mich an die Strumpfhose der Tochter, die geflickt werden muss, genauso wie die Tagesdecke, die mal wieder in die Reinigung müsste. All diese To-dos schreien mich an: *Du darfst nicht loslassen! Erledige mich erst noch! Jetzt!*

Schluss jetzt, denke ich. Dann folgt mein Mantra: *Ich lasse los!* Ich konzentriere mich darauf, nichts zu denken. Doch das ist wie mit dem rosa Elefanten. Je mehr ich *nicht* an all die unerledigten Dinge denke will, desto höher türmen sie sich in meinem Kopf auf. Die Wäsche! Der Geschirrspüler! Das Altpapier! Die Steuer! Und die Briefmarken, die noch gekauft werden müssen! Ich stöhne laut auf. Mein Freund versteht es falsch und zieht mir bereits das Shirt aus der Hose.

Ich will doch auch, denke ich frustriert. *Das kann doch nicht so schwer sein!* Ich atme nun tief in mein Becken. Ich weiß, das sorgt für Entspannung. Eigentlich. Doch heute nicht. Mein Mann zieht mich bereits ins Schlafzimmer. *Ich bin noch nicht so weit,* denke ich. Meine Hände sind kalt, meine Füße auch. Mein Kopf produziert nur noch Panikhinweise: *Achtung! Achtung! Lustkurve fällt! Loslassen!* Warum klappt es bei mir nicht mit dem Sch… loslassen? Zu den To-dos in meinem Kopf gesellen sich Vorwürfe. Ich winde mich aus seiner Umarmung und fliehe ins Badezimmer.

Dort lehne ich mich an die Tür. Ich bin frustriert, müde und genervt von mir selbst. Er ist so sexy, süß, und ich habe Lust, aber mein Kopf lässt sich überhaupt nicht ausschalten. Ich wünschte, es gäbe einen Knopf oder zumindest eine Pausetaste für die Birne. Ich wasche mir die Hände und denke nach. Was könnte helfen? Was könnte mir gute Laune machen?

Kurz entschlossen gehe ich ins Wohnzimmer und drehe die Musik auf. Ich fange an zu tanzen. Erst vorsichtig und unsicher, dann aber mit immer mehr Freude, lasse ich die Tanzsau raus. Die Arme schweben, die Hüfte kreist, ich fließe von einer Bewegung in die nächste. In den Augenwinkeln bemerke ich, dass er in der Tür steht. Seine Anwesenheit macht mich an. Ich bewege mich sinnlicher, genieße mein exklusives Publikum, fühle mich wild, frei, lasziv und frivol. Mein Freund grinst breit. Ich drehe mich zu ihm und grinse zurück. Ich habe Lust. Lust auf ihn. Ich ziehe ihn heran – endlich sind alle To-dos vergessen.

LEBE ICH EIN LUSTVOLLES LEBEN?

Das Lied »Nur noch kurz die Welt retten« von Tim Bendzko trifft es ganz gut, denn die heutige Frau …

Muss nur noch kurz die Welt retten,
Danach flieg ich zu dir.
Noch 148 Mails checken,
Wer weiß, was mir dann noch passiert,
Denn es passiert so viel.
Muss nur noch kurz die Welt retten
Und gleich danach bin ich wieder bei dir.

… und dann haben wir auch Sex, denkt Frau. Doch eher schläft sie vorher ein, als mit ihrem Liebsten zu schlafen. Die Taktung im Alltag ist oft krass. 148 Mails sind da gar nichts. Tim Bendzko bringt recht präzise auf den Punkt, wie sich viele Frauen heutzutage fühlen und was das für ihre Beziehungen bedeutet. Nur noch hektisch zum Partner zu »fliegen«, nachdem eine Liste mit 1000 To-do-Punkten abgearbeitet wurde, ist für viele Frauen ganz normal. Wir tun und machen und rennen uns die Hacken ab. Wir sind so gut organisiert und so gut durchgeplant, dass für das Fühlen und Sein kein Platz mehr ist.

Anders ausgedrückt: Wir sind so im Kopf, dass der Körper zu kurz kommt. Wir nehmen ihn zu wenig wahr. Nicht unsere Füße, nicht unsere Hüfte, aber auch nicht unsere Erschöpfung, Frust oder Angst, die im Körper sitzt. Selbst den weichen Stoff auf unserer Haut spüren wir kaum noch. Unsere Sinne wie Riechen oder Schmecken sind ausgeschaltet. Das macht den Alltag absolut sinn-los. (Ich liebe die deutsche Sprache, man kann in so vielen Wörtern den tieferen Sinn finden.) Er ist leer für unsere Sinne. Doch die Sinne sind der Katalysator für die Lust. Sie bringen uns in den Körper, in den Moment, ins Wahrnehmen, ins Spüren und damit in die Lust.

Damit *ich* mehr in meinem Körper bin und das Leben stärker mit meinen Sinnen wahrnehme, habe ich angefangen zu meditieren. Was eigentlich als Entspannungsübung gedacht war, hat einen interessanten Nebeneffekt: Seit ich meditiere, hat sich mein Sexleben verändert.

Ich meditiere jeden Abend eine halbe Stunde. Kind ins Bett gebracht, gemütlich gemacht auf dem Sofa, Kopfhörer aufgesetzt – und dann lausche ich einer geführten Meditation, die ich während eines Workshops aufnehmen durfte. Für Anfänger*innen, Einsteiger*innen und Neugierige gibt es tolle Apps von diversen Anbietern.

Meditieren ist erwiesenermaßen gut für Geist und Körper. Die tiefe Atmung durchblutet nicht nur Herz und Lunge, sondern auch die Vagina. Juhuuu. Und sorgt obendrein für ein Ende von Kopfkarussell und To-do-Listen-Bullshit-Bingo. Und wenn's oben endlich still wird, dann kann unten das Feuerwerk zünden – Kopf aus, Pussy an!

Achtsamkeit macht also nicht nur Lust, sie verbessert auch die Zweisamkeit. Ganz bei mir, spüre ich, was es beim Sex braucht. Welche Berührung? Welche Stellung? Welches Tempo? Welcher innere Anteil sich zeigen will, ob die *wild woman* gelebt werden möchte oder meine Verletzlichkeit? Ich bin nicht mehr im Kopf, sondern in meinem Körper. Ich denke nicht mehr, was es braucht, ich FÜHLE es.

Dank der Meditation entsteht eine innige Verbindung mit einem selbst. Diese Verbindung ermöglicht ein tiefes Wissen und Erfühlen, was es beim Sex für JETZT braucht, und das bringt Freude und Erfüllung ins wilde Treiben. Und wenn das Zusammenspiel mit dem Partner oder der Partnerin dann noch klappt, hat man genau den Sex, den man will. Und davon möchte man dann garantiert immer mehr haben.

Beim Meditieren ist mir erst so richtig bewusst geworden, wie lustfeindlich unser stressiger Alltag und auch das Berufsleben ist. Ich habe daher meinen Alltag überprüft und angefangen, ihn so umzubauen, dass er mir mehr Raum lässt, um Luft zu holen und mich zu spüren. Natürlich schaffe ich das nicht jeden Tag, aber ich versuche immer wieder, einige dieser Dinge umzusetzen:

- Ich stehe vor meiner Tochter auf, sodass ich noch etwas Zeit für mich habe, bevor der Trubel um mich losbricht.

- Ich drehe die Musik auf und tanze zu »Happy« von Pharrell Williams oder »Crazy« von Gnarls Barkley.
- Ich streiche über den Tisch und fühle das Holz unter meinen Fingerkuppen.
- Ich male eine kleine Zeichnung. (Ich kann nicht gut malen, dafür aber mit viel Freude.)
- Ich trinke eine Tasse Tee und schaue aus dem Fenster.
- Ich koche Essen. Dabei lasse ich mir Zeit, rieche die Zutaten, genieße es, alle klein zu schneiden, zu dünsten, umzurühren …
- Mittags gehe ich essen – das Handy bleibt im Büro. Bevor ich esse, rieche ich an meiner Speise und spüre, wie mir das Wasser im Mund zusammenläuft.
- Beim Weg ins oder vom Büro höre ich die Vögel, die Autos und die Schritte auf der Straße, rieche den Döner, die Abgase und den Duft aus dem Blumenladen. Ich sehe die Wolken, die Sonne und das Grün der Blätter. Meine tägliche, kleine Achtsamkeitsübung.
- Auf dem Weg nach Hause drehe ich noch eine Extrarunde über den Friedhof und suche die schönste Kastanie für meine Tochter.

Mein Freund und ich haben jetzt je zwei Abende in der Woche *Me Time*. Mal geht's für mich ins Kino mit Freundinnen, mal in die Sauna, mal zu einem Vortrag. Freitags ist unsere gemeinsame *night out*, wo wir über uns reden, unsere Träume, Visionen und Wünsche. Nur ein Thema ist tabu: Kind und Klagen. Also kein Jammern, Meckern, Schimpfen oder Übers-Kind-Quatschen. Und sonntags haben wir einen festen Termin im Kalender: unseren »Sex Sunday«!

Und der Sex? Wird langsam wieder besser. Dadurch, dass es nun Auszeiten während des Tages gibt und auch schöne Quality Time mit meinem Freund, kommen wir uns wieder näher. Ich genieße die Zeit mit ihm und kann mich mehr und mehr öffnen und loslassen.

Manchmal ist es trotzdem nicht leicht. Doch inzwischen habe ich einen kleinen Tool-Kasten an Ideen und Möglichkeiten, der mir hilft, wenn der Kopf mal blockiert.

MEIN TOOL-KASTEN, UM DEN KOPF FREIZUKRIEGEN

Raus aus dem Kopf, rein in den Körper. Für die eine ist es Sport, für mich ist es tanzen. Mucke an (etwa vom Label Gomma Records oder von Sänger Fetsum) und dann einfach abtanzen. Zu zwei, drei Songs im Wohnzimmer abhotten. Das reicht mir, um wieder meine Zehen zu spüren und aus dem Kopf rauszukommen.

Von 0 auf 100 in 10 Sekunden? Schwer vorstellbar, denn wenn man keine Lust verspürt, ist es schwer, lüstern zu werden. Daher kann ich nur raten, ein bestimmtes Lustlevel gar nicht erst zu unterschreiten und immer ein bisschen *hot* zu bleiben. Dazu lese ich erotische Literatur, etwa von Sophie Andresky, schaue anregende Filme oder genieße sinnliche Hörgeschichten von »Femtasy« – so bleibt Sex in meinem Leben, ich in der Stimmung, und der Funke kann schneller überspringen.

Solosex. Auch das ist eine wunderbare Möglichkeit, um in Stimmung zu bleiben. Wenn der Körper Sex hat, will er nämlich mehr. Bäm! (Später mehr darüber.)

Lust ist wie ein Muskel. Wenn ich beruflich ein Ziel erreichen will, informiere ich mich, lasse mich coachen, probiere Dinge aus, hole Rückmeldung ein und werde langsam besser. Mit der Lust ist das genauso. **Sie kam nicht von selbst, ich musste am Ball bleiben.** Als Erstes habe ich beschlossen, dass mir Sex wichtig ist und ich guten Sex haben möchte. Dann habe ich mich informiert, Workshops besucht und verschiedenes ausprobiert. Das brauchte anfangs Mut und Disziplin, doch mit der Zeit etablierte sich Sex wieder in meinem Alltag.

Anfassen erwünscht. Wir haben es uns angewöhnt, unseren Partner erst anzufassen, wenn wir eindeutige Gedanken haben. Besser ist es, Zärtlichkeiten fest im Beziehungsleben zu verankern. Vorm Einschlafen den anderen einfach mal 15 Minuten lang streicheln. Ohne Hintergedanken. Es geht wirklich nur ums Liebkosen, Anfassen, Herzen und Spüren. Ganz ohne Ziel, ganz ohne Wollen, ganz ohne Ergebnis. Dieses Nichts-wollende-Anfassen ist ein absoluter Herzöffner. Ich fühle mich meinem Partner gleich viel näher.

PS: Wenn sich aus dem Kuscheln mehr entwickelt: auch nicht schlecht. Aber denkt daran: ABSICHTSLOSIGKEIT steht im Vordergrund!

Keine Perfektion. Gerade Frauen neigen dazu, dass Sex erst stattfinden kann, wenn alles erledigt ist. Bitte das sofort aus dem Kopf streichen! Man darf sich amüsieren, auch, wenn der Abwasch noch nicht gemacht ist. Und vor allem: bloß nicht sich und seinen Körper zu kritisch sehen. Zu üppig? Zu alt? Zu faltig? Zu großer, zu kleiner Busen? Pickel oder Dellen? Die meisten Männer interessiert das überhaupt nicht. Sie wollen DICH! Jetzt! Schalte also ruhig den oder die Kritiker*in im Kopf aus. Sag ihm oder ihr, dass nun Schluss ist. Wie du das machst, erklärt Lars Amend in seiner Lebensfibel *Why not?*.

Zu viel Harmonie. Wenn man in einer langen Partnerschaft lebt, schläft der Sex oft ein. Man hat nicht nur einen Alltag zusammen, sondern man kennt sich auch in- und auswendig. Das kann ein Lustkiller sein. Um da rauszukommen, muss man sich neu entdecken. »Abenteuer« heißt hier das Zauberwort. Mit dem Rucksack durch Thailand, Zelten gehen oder fürs Wochenende auf ein Musikfestival, Dinner im Dönerladen oder Nachtspaziergang über die Museumsinsel. Du hörst es bestimmt raus: Dinge tun, die man als Student*in gemacht hat. Erlebnisse schaffen, die man in der ersten Verliebtheitsphase geteilt hat. Ja, das erfordert Kreativität, Energie, Zeit und ein Raus aus der Komfortzone. Aber die Belohnung ist vielleicht so mancher Höhepunkt.

Ich will ja, aber er/sie nicht. In diesem Fall rate ich zu »Gewaltfreier Kommunikation« (→ dazu später mehr in »Ist alles okay in meiner Partnerschaft?«, Seite 151). Bei der Methode nach Marshall B. Rosenberg erzählst du von dir und deinen Bedürfnissen. Ohne Vorwürfe und DU-, DU-, DU-Angriffe. So kann der andere dich besser hören, weil er nicht gleich in die Abwehrhaltung geht. (Dazu später noch mehr.) Wenn das nicht hilft, dann gibt es tolle Angebote von Coaches und Therapeut*innen.

Simpel, aber gut: Sexdates eintragen. Wir fixieren Termine für den Friseur, das Meeting, die *girl's night out,* warum nicht auch für Sex? »Ich kann auf Knopfdruck doch keinen Sex haben«, sagen viele. Aber ohne hat man oft auch keinen. Also einfach mal ausprobieren. Kann ja mit einer Massage starten und dann schaut ihr weiter …

Versagensängste. Wir haben viel zu sehr im Kopf, wie Sex zu sein hat. Was guter und was schlechter Sex ist. Keinen Orgasmus bekommen, nicht feucht geworden, keinen hochbekommen, nicht steif geworden oder geblieben – und schon halten wir uns für die schlechtesten Liebhaber auf der Welt.

Unsere Erwartungshaltung an uns selbst und den anderen ist oftmals enorm. Ich habe gelernt, das loszulassen. Nichts muss. Manchmal schaffe ich es nicht vom Kopf in den Körper, dann bleibt es eben beim wilden Knutschen – auch voll schön. Ich kann nur raten: Sei milde zu dir und lobe dich für jeden kleinen Schritt.

Und zum Schluss der wichtigste Punkt: einfach mal machen!!! Selbst, wenn man aus der Übung ist, sich nicht sexy fühlt oder Angst hat, zu versagen: Flirte einfach trotzdem. Strahle deine*n Partner*in an, mache Komplimente, fasse ihn an, streichle, liebkose ihn oder sie und lasse Liebe zu. Du kannst dabei Angst vor Fehlern, vorm Versagen und vor Zurückweisung haben. Das darf sein, aber mache es trotzdem. Leg los! Jetzt.

E-COACHING BEI LUSTLOSIGKEIT

Sexuelle Unlust ist ein Tabuthema. Dabei ist Lustlosigkeit für viele Frauen kein unbekanntes Problem. Viele Frauen haben im Laufe ihres Lebens Probleme mit ihrer Sexualität.

Damit beschäftigen sich auch die Psychologinnen Julia Velten und Milena Meyers mit ihrer MiSELF-Studie. Beide arbeiten am Lehrstuhl für Klinische Psychologie und Psychotherapie an der Ruhr-Universität Bochum.

»Studien gehen dabei von 30–67 Prozent aus«, so die Psychologinnen. Die verschieden hohen Zahlen rühren daher, dass die Lust auf Sex in unterschiedlichen Lebensphasen stark schwankt. Die Sexualität ist oft der erste Lebensbereich, der unter Stress oder bei Veränderungen und großen Anstrengungen (Schwangerschaft, Jobwechsel, Prüfungsstress usw.) leidet.

Ihr verhaltens- und sexualtherapeutisches Wissen haben Velten und Meyers nun gebündelt, um dem Thema »sexuelle Lustlosigkeit« auf den Grund zu gehen.

Sie haben zwei Onlineprogramme entwickelt, die Frauen schnell, unkompliziert und niedrigschwellig helfen sollen. Es gibt das COPE-Programm, bei dem es darum geht, negative Denkmuster in Bezug auf Sexualität aufzuspüren und zu verändern. Und das MIND-Programm mit achtsamkeitsbasiertem Ansatz, bei dem die Teilnehmerinnen in Übungen zur Achtsamkeit ihren eigenen Körper und dessen Empfindungen neu erfahren können.

»Natürlich sind die Übungen erst einmal ungewohnt, sodass Scham und Angst zu Beginn eine Rolle spielen können«, erklären die Psychologinnen. Deshalb steht den Teilnehmerinnen bei speziellen Themen auch ein*e eCoach zur Seite. Die Frauen sollen ermutigt werden, – langsam und in ihrem Tempo – Dinge auszuprobieren und Neues zu wagen. Denn gerade bei Lustlosigkeit ist es besonders wichtig, den eigenen Körper besser kennenzulernen und seine körperlichen Empfindungen zu spüren. Was gefällt – und was nicht? Frauen können so neues Wissen über ihre Sexualität, ihren Körper und ihre Erregbarkeit erlernen und eine neue Achtsamkeit mitnehmen, die ihnen bei sexuellen Begegnungen helfen kann.

MEIN ERSTES MAL BONDAGE

»Einfach mal ausprobieren«, habe ich gerade selbst geraten. Und das ist genau das, was ich lebe. Auch ich habe natürlich Ängste und Befürchtungen. Doch ich habe schon vor langer Zeit beschlossen, Dinge auszuprobieren – auch, *wenn* ich Angst habe. So bin ich allein durch Brasilien und Mexiko gereist und habe einen Sommer in New York gelebt. Ich weiß noch genau, dass ich in der ersten Nacht kaum schlafen konnte, weil die Sirenen der Polizeiautos bis in die Morgenstunden zu hören waren.

So eine gefährliche Stadt, da gehe ich morgen nicht raus, habe ich mir gedacht. Doch am nächsten Tag bin ich trotzdem durch die Straßenschluchten spaziert, *mit* meiner Angst.

Ähnlich ergeht es mir bei neuen sexuellen Abenteuern. Ich habe Angst. Zu versagen, nicht zu genügen, dass es Ärger mit meinem Partner gibt, es mir keinen Spaß macht, ich überfordert bin ... Die Liste ist lang.

Ich nehme meine Gründe ernst und suche dann zuerst nach dem richtigen Ort, der oder dem richtige*n Trainer*in, dem richtigen Raum, wo ich Tantra machen, Zervix-*De-Armouring* oder Bondage erleben kann. Ich verlasse mich dabei auf Empfehlungen, aber allem voran auf mein Bauchgefühl. Das sagt mir sofort: Das hier ist gut für MICH (denn für jemand anderen ist es vielleicht ein oder eine andere*r Trainer*in, Workshop oder Coach*).

So ging es mir auch mit dem Thema »Bondage«. Seile finde ich faszinierend. Nicht an Schiffsmasten und auch nicht als Handykette, sondern auf nackter Haut. Seit mir ein Fotoband über Shibari (die japanische, erotische Kunst des Fesselns) in die Hände gefallen ist, gehen mir die Bilder nicht mehr aus dem Kopf. Wie sich das wohl anfühlt, gefesselt zu sein? Begrenzt? Oder vielleicht sogar frei im Reichtum der eigenen Gefühle?

Seit ich mich so intensiv mit Sex beschäftige und viele meiner Vorurteile, Ängste und Sorgen abgebaut habe, erlebe ich Sex vor allem als Fülle. Als Fülle an Möglichkeiten, Stellungen, Fetischen und Rollen. Wer es sich erlaubt, kann (zumindest in Berlin) sehr viel Sexualität erleben. Zu zweit, zu dritt, in einer Beziehung oder polyamourös. Kuschelnd, raufend oder peitschend. Alles ist möglich, alles erlaubt.

Shibari erscheint mir wie das Gegenteil. Auf den ersten Blick ist die Bewegung eingeschränkt, und man scheint dem oder der Partner*in ausgeliefert zu sein. Doch andererseits ist der innere Raum weit offen, und das Gegenüber tut, wonach man sich sehnt.

Als wir den Kurs *Conscious Rope Coaching* von Sonja Reifenhäuser und Sawa buchen, bin ich noch voller Euphorie – beim Eintreffen in den Räumlichkeiten dann jedoch nur noch nervös. Doch die beiden machen es mir leicht. Sonja leitet zuerst einige Übungen an, damit wir vom Kopf in den Körper kommen. Ich schaue fremden Menschen tief in die Augen – minutenlang. Dann sollen wir fragen, ob wir tun dürfen, was wir wollen. Und auf das Okay des anderen warten. Ich will meinen Freund in den Arm nehmen, doch es kommt kein Okay. Also nehme ich die Arme wieder runter, und wir blicken uns weiter an.

»Spürt die Grenzen«, erklärt Sonja. »Eure und die des anderen.« Wir sollen lernen, Nein zu sagen, damit wir später Ja sagen können zu dem, was uns gefällt.

Die Stimmung ist nun locker – und ich auch. Dann werden die Seile herumgereicht. Jute oder Hanf? Hanf ist kuschelig weich, Jute hart und rau. Ich entscheide mich für das Erstere. Ein Basisknoten wird probiert und geübt. Gar nicht so einfach, und so mancher knirscht frustriert mit den Zähnen.

Und dann geht es los. Ich werde umschlungen und mit dem Seil eng- und festgezurrt. Ein Gefühl von Sicherheit und Loslassen baut sich auf. Beim Lösen der Knoten soll das Seil sanft über meine Haut gleiten, bis es wieder ganz bei meinem Partner ist. Das klappt noch nicht so gut, aber schon gut genug.

Johannes und ich grinsen und spielen uns durch den Saal. Ich gehe weg, werde wieder herangezogen, rolle mich auf dem Boden, werde zum Paket verschnürt. Gerade als der Kick im Kopf losgeht, löst sich plötzlich der Knoten. Wir können uns vor Lachen kaum halten.

Nach einer Weile bin ich superglücklich, aber auch müde gespielt. Ich kuschele mich erschöpft an meinen Partner.

»Beim Shibari schüttet ihr sehr viele Hormone aus«, erklärt Sawa. »Ihr seid dann richtig high.« Doch Achtung: Auf das High folge oft ein Low. Da helfe nur In-den-Arm-Nehmen, Streicheln, Festhalten – und viel Schokolade. Was für ein Finish! Beherzt greife ich zu.

SHIBARI FÜR ANFÄNGER*INNEN

Shibari soll nur stattfinden, wenn beide es wollen. In einer Beziehung muss also darüber verhandelt werden, ob Shibari praktiziert werden kann. Im Gespräch lässt sich gut herausfinden, warum jemand vielleicht Bedenken hat: sind es fehlende Informationen über die Praktik, ist unklar, was genau da passiert, oder wurden gar schlechte Erfahrungen gemacht?

Wenn man vorsichtig starten möchte, kann man beim Sex einfach nur die Hände des Partners festhalten oder mit einem Baumwollschal die Handgelenke umschlingen, ohne einen Knoten zu machen. Wer weitergehen möchte, sollte sich an einen Profi wenden wie Kristina Marlen, Matthias T. J. Grimme oder Sawa, denn von ihnen lernt man spielerisch das Handwerk und die Regeln, und es lassen sich typische Anfängerfehler vermeiden, etwa, dass die Hände zu fest gefesselt werden.

Matthias T. J. Grimme weist darauf hin, dass es gerade bei Neulingen wichtig sei, immer wieder nachzufragen, ob das Seil drücke und ob alles in Ordnung sei. Absolute No-Gos: auf Ansagen und Bitten des Partners nicht zu reagieren oder den Gefesselten allein zu lassen.

Gut ist auch, sich vor dem Sex zu überlegen, welche Erfahrung man machen will: Sex, Tantra oder ein Foto? Auf der Webseite bondageproject.com von Grimme kann man sich darüber gut informieren. Außerdem sollten die Rollen besprochen werden, und es muss für den Aktiven klare Absprachen geben: Darf zum Beispiel nur gefesselt oder auch sexuell berührt werden?

Die Seile gibt's im gut sortierten SM-Fachhandel. Grimme rät Anfänger*innen zu »Baumwolle 8 mm hohl geflochten für besonders gemütliche und kuschelige Fesselungen, ist ohne Vorbereitung fesselfertig«.

Achtung: Seile sind Verbrauchsware, das heißt, bei Einrissen müssen sie ausgetauscht werden. Immer ein Sicherheitsschneidewerkzeug wie eine EMT-Schere in Griffnähe haben – man weiß ja nie.

Zum Schluss braucht es neben einer entspannten Atmosphäre noch ein Safeword. Jede*r hat seine Tabus, und manche Vorlieben ändern sich, je nach Tagesverfassung. Mit dem Safeword wird eine Session sofort abgebrochen. Der Aktive muss IMMER reagieren, wenn das Safeword benutzt wird. Also: sofortiges Abfesseln und Beenden der Situation. Ein Ampelcode ist gut, wenn es etwas differenzierter sein soll: Grün heißt, alles ist gut, weitermachen. Gelb bedeutet, Achtung, langsamer machen, nicht so fest. Rot bedeutet stopp, Situation beenden.

Bei Taubheit in den Gliedmaßen, die länger als ein paar Stunden andauert, bitte sofort Arzt oder Ärztin aufsuchen und ehrlich erzählen, dass sie vom Shibari herrührt.

HABE ICH DEN SEX, DER MIR SPASS MACHT?

Hast du dich schon mal gefragt, was richtig guter Sex für dich eigentlich bedeutet? Klar, wir wissen, was Frauenmagazine schreiben, was man in Pornos sieht, und dass Orgasmen das Ergebnis von richtig gutem Sex sind. Aber ist das wirklich alles? Kann Sex vielleicht noch mehr sein?

»Das, was uns in meinen Augen fehlt, ist nicht irgendwelcher Sex, sondern richtig guter Sex«, sagt Autor Volker Schmidt im Interview mit meiner Kollegin Heike Niemeier. »Es geht um das, was die kanadische Sexualforscherin Peggy Kleinplatz so herrlich treffend in den Begriff ›*sex worth wanting*‹ fasst. Den allerdings haben nur die wenigsten bei uns im Lande jemals wirklich erleben dürfen.«

Sex worth wanting. Also Sex, der einen so glücklich macht und erfüllt, dass man, wie Schokolode oder Vanilleeis, einfach nicht genug davon bekommen kann. Bei dem einem der Schädel wegfliegt, der Unterleib vor Entzückung jubelt und das Herz vor Glück einen Walzer tanzt. Wie könnte solche Art von Sex aussehen?

HIER MAL EIN SPIRITUELLER BLICK AUF SEX

Oft heißt es, Frauen hätten weniger Lust auf Sex. Dabei ist doch gerade der weibliche Körper gebaut für Lust! Frauen haben mit der Klitoris ein Organ, das ausschließlich dem Lustgewinn dient. Außerdem gibt es G-, A- und U-Punkt, Frauen können multiple Orgasmen haben, die Zervix ist über drei Nervenstränge mit dem Gehirn verbunden (die Klitoris nur mit einem) und zu besonders intensiven Höhepunkten fähig – was heißt hier also das »lustlose Geschlecht«?

Ich habe mich schon immer gefragt, wozu Sex gedacht ist – außer zur Fortpflanzung. Denn diese Turbobestückung der Frau mit Lustzentren braucht es doch gar nicht, um schwanger zu werden. Wozu können Frauen also so viele Orgasmen bekommen und sich sogar in einem *orgasmic state,* im Zustand des Dauerorgasmus, befinden?

»Die lange Orgasmusfähigkeit deutet darauf hin, dass sie sich evolutionär für die Menschheit ausgezahlt haben muss, sonst hätte die Frau diese Fähigkeit nicht entwickelt«, erklärt Alexandra Schwarz-Schilling ganz lapidar. Sie hat sich lange mit den Themen »Evolution des Menschen« und »Sexualität« beschäftigt.

Schwarz-Schilling hat das Modell der Polaritäten, das ursprünglich von Diana Richardson stammt, weiterentwickelt. Mann und Frau sind komplementär gepolt: Der aktive Pol ist bei der Frau in den Brüsten und beim Mann im Penis. Der aktive Pol ist ein gebender Pol, der jeweils ein Sekret produziert, das für jemand anderen gedacht ist. Die Milch für das Kind, das Sperma für die Frau. Zusätzlich ist der aktive Pol auch heiß und schnell: Er erregt sich schnell, muss sich entladen, und dann ist es auch schnell vorbei. Beim Mann handelt es sich dabei um die Erregung, bei der Frau eher um die Emotionen.

»Die Frau ist schnell emotional berührt, und die Emotionen müssen dann umgehend raus«, erklärt Schwarz-Schilling.

Die passiven Pole sind aufnehmende Pole. Beim Mann ist das sein Herz*raum* und bei der Frau der Schoß*raum*, sie liegen im Inneren des Körpers, brauchen mehr Schutz, da sie verletzlich sind. Bei der Frau nimmt der Schoßraum den Samen sowie die sexuelle Energie des Mannes auf, und bei ihm nimmt der Herzraum die emotionale Energie und die Liebe der Frau auf. Diese Pole erwärmen sich langsam und halten dafür lange warm. Daher das hohe Orgasmusniveau der Frau. Und das gleiche Potenzial liegt beim Mann eben im Herzen.

»Eigentlich sind Männer in Gefühlsdingen sehr kompetent. Wenn ein Mann liebt, dann liebt er innig und lange. Das unterschätzen viele Frauen«, lässt uns Schwarz-Schilling erfreut staunen.

Außerdem stellen diese *Räume* Zeit und Energie zur Verfügung, sodass sich etwas transformieren kann. Im Frauenkörper kann das ein Kind sein, aber auch Energie: Im Schoßraum wird die (sexuelle) Energie des Mannes aufgenommen, transformiert und im weiblichen Körper nach oben gebracht. Über die Brust (emotionale Zuwendung) wird sie dann wie in einem Kreislauf an den Mann zurückgegeben. Der nimmt die Liebe der Frau in seinem Herzraum auf, führt sie nach unten und schenkt sie beim Liebesspiel wieder der Frau.

»Der Penis des Mannes wird dadurch zum Liebesorgan. Das Herz nährt den Penis, und der Mann kommt so in seine Kraft«, sagt Schwarz-Schilling.

Dadurch entsteht ein Kreislauf, Mann und Frau werden durch das Liebesspiel genährt. Und die Frau kann die vom Mann empfangene Liebe sogar an die Welt abgeben.

Doch bei den indigenen Völkern dient der Sex auch noch zu etwas anderem: Die Frau ist obendrein über ihren Zyklus mit allen Zyklen im Universum und der Natur verbunden: dem Mondzyklus, dem Jahreszeitenzyklus usw.

»Weil der Mann die Verbindung zur Natur in seinem Körper nicht eingebaut hat, haben viele alte, indigene Kulturen Rituale wie die Schwitzhütte entwickelt. Der Mann kriecht nackt und bloß in die Schwitzhütte wie in den Bauch von Mutter Erde zurück, um sich dort zu reinigen und mit der Natur und der Erde wieder zu verbinden. Diese Art der Rückverbindung ist auch im Liebesspiel mit der Frau möglich«, erklärt Schwarz-Schilling.

»Re-ligio« steht im Lateinischen unter anderem für »Rück-Verbindung«, also Rückverbindung mit seinen Wurzeln, den

Ahn*innen, der Herkunft oder eben mit Gott. Der weibliche Schoß ist in den wirklich indigenen Kulturen der heiligste Ort im Universum. Der Ort unseres Ursprungs, und »der Mann kann sich über den Geschlechtsakt mit der Frau wieder mit diesem Ursprung rückverbinden. Das ist das Geschenk, das die Frau im Schoß für den Mann hat«, klärt uns Schwarz-Schilling auf. »Für den Mann ist diese Erfahrung ganz wichtig. Denn wenn der Mann keine Verbindung zur Erde – beziehungsweise zum Ganzen – hat, trifft er unverbundene Entscheidungen.« Und dann würden keine Entscheidungen mehr getroffen, die, so wie es früher hieß, im Sinne der nächsten sieben Generationen seien.

Sexualität heute

Was wir jedoch erleben, hat nur selten etwas mit dem nährenden und rückverbindenden Kreislauf zu tun. Sexualität findet häufig nur zwischen Penis und Vulva/Vagina/Anus statt. Das Herz der Frau wird überhaupt nicht mit einbezogen. Das heißt jedoch oft: Der Mann kann sich beim Sex entladen, die Frau (emotional) nicht.

»Das führt dazu, dass viele Frauen immer frustrierter werden, weil ihre Emotionen nicht beteiligt sind«, warnt Schwarz-Schilling. Frauen wollen aber ihre Liebe verschenken – und fangen an, über ihre Gefühle zu sprechen. Der Mann fühlt sich davon bedrängt und überfordert – und macht am Herzen dicht. Für Schwarz-Schilling folgt daraus konsequenterweise: »Wenn ein Paar nicht happy miteinander ist, zieht er sich emotional und sie sich sexuell zurück.«

Was wiederum dazu führt, dass der Schoßraum der Frau verpanzert – wie auch der Herzraum des Mannes auf der anderen Seite. Frauen schämen sich für ihre Sexualität und Männer für ihre Gefühle.

»Heute sind viele Frauen, deren Liebe ja fließen will, erst richtig glücklich, wenn sie stillen. Da ist nämlich jemand, der ihre Liebe wirklich annehmen kann«, erklärt Schwarz-Schilling. Ganz ähnlich ergeht es oftmals auch den Männern. Das Fühlen ist für sie mit viel Scham und Angst verbunden, doch sie öffnen sich voller Liebe ihren Kindern.

LIEBE DICH SELBST UND ERST DANN DEINEN NÄCHSTEN

Eigentlich könnte Sex so bereichernd sein. Eine Liebesenergie, die zwischen Mann und Frau, Herz und Becken hin- und herzirkuliert – beide nährt und erfüllt. Ich kann mir vorstellen, dass sich viele Menschen nach dieser Art von Sexualität sehnen. Dass sie spüren, dass es beim Liebesspiel um mehr gehen könnte. Was wäre, wenn es beim Sex nicht mehr nur um Stellungen, BDSM, Tantra oder Orgasmen ginge, sondern darum, dass es Liebe gibt, die zwischen den Partner*innen frei fließen darf?

Doch wie kommt man nun zu Sex, von dem man nicht genug kriegen kann?

Zuerst muss ich sagen, dass das gewünschte Ergebnis sehr verschieden sein kann. Mich hat die »fließende Liebe«, die

Alexandra Schwarz-Schilling beschreibt, sofort angesprochen. Tatsächlich habe ich mit Mitte vierzig ein anderes, neues Bedürfnis bei mir entdeckt. Ich will beim Sex mit meinem Partner über die Herzebene verbunden sein. Ich fühle mich dann umschlungen, gehalten, gesehen, geliebt, und das alles nährt mich auf eine Art, wie ich Sexualität vorher nicht erlebt habe. Für jemand anderen kann *sex worth wanting* aber Orgasmus, Bondage, BDSM oder auch mehr Kuscheln bedeuten. Wie gesagt, die Bedürfnisse sind da sehr individuell.

Ich habe mir vorab ganz ehrlich einige Fragen gestellt: An welchem Punkt wünsche ich mir mehr? Wo traue ich mich nicht genug? Wo lebe ich meine Sehnsüchte, Fantasien und Wünsche noch nicht zur Genüge aus? Was will ich nicht? Was ist mir zu viel? Wobei schäme ich mich? Was macht mich nicht heiß? Was macht mich heiß, ist mir aber vielleicht peinlich?

Dann habe ich angefangen, mir zuzuhören. Habe gemerkt, dass unerfüllte Wünsche in mir schlummern, aber auch Angst, sie zu leben. Seit dem Gespräch mit Alexandra Schwarz-Schilling weiß ich, dass die Gründe, die mich zurückhalten, alte patriarchale Muster sind. Die Angst davor, verstoßen zu werden, wenn ich meine Sexualität frei lebe.

Ich habe mir eine Frage nach der anderen gründlich vorgenommen. Habe reingehört in mich, ganz liebevoll und mit viel Empathie mir selbst gegenüber. Jede von uns hat schließlich ihre Geschichte, trägt ihre manchmal nicht so guten Erfahrungen und Erlebnisse mit sich herum, ihre Talente, aber auch ihre Grenzen. Niemand hat etwas davon, dafür abgewertet zu werden. Schon gar nicht von sich selbst.

»Was auch immer wir tun, wir bringen all das mit ein, was wir sind und was wir über uns selbst glauben. Wir vergessen leicht, wie tief die Prägungen und Erfahrungen in uns sitzen. Wer glaubt, all dies ablegen zu müssen, bevor sexuelle Erfüllung möglich ist, wird diesen Zustand höchstwahrscheinlich niemals erfahren«, sagt Volker Schmidt im Interview mit Sexberaterin Heike Niemeier.

Auf dem Weg meiner sexuellen Heilung habe ich viele getroffen, die von einer Art Optimierungswahn befallen waren. Noch diesen Womb-Kurs besuchen, jenen Awakening-Guru treffen, an dem und dem Handarbeitsworkshop teilnehmen, und dann werde ich *sex worth wanting* erleben. Ich gebe zu, dass auch ich nicht ganz frei davon war. Ich habe dann aber festgestellt, dass (sexuelle) Heilung letztlich bedeutet: sich selbst zu akzeptieren! Voll und ganz. Mit all dem Zorn, der Wut, der Unfähigkeit und all den Aspekten, die man nicht so toll an sich findet. Am Ende geht es nicht darum, eine andere zu werden, sondern Frieden mit sich selbst zu schließen. Und das betrifft auch die eigene Sexualität.

Vielleicht gefällt einem Oralsex gar nicht? Vielleicht fühlt man sich bei bestimmten Stellungen nicht wohl? Vielleicht ist man gar nicht so wild oder gar nicht so schüchtern, wie man sich bisher gezeigt hat?

Anstelle zu versuchen, ein *better me* im Bett zu erschaffen, kann ich nur raten: Stopp! Viel schöner und erfüllender ist es, im Bett man selbst zu sein. Ich habe ein Paar kennengelernt, da kann er nur mit Latexmaske Sex haben. Eine Bekannte kommt nur mit Toys zum Orgasmus. Manche müssen gefesselt sein. Bei anderen muss der Po stimuliert werden. Und wiederum andere können nur bei Licht aus.

Ich sage: Warum nicht?

Es ist schließlich so befreiend, sich zu kennen, zu sich zu stehen und aus dieser Position heraus den perfekten Deckel zum Topf zu finden.

Für mich gibt es zwei Kriterien, nach denen ich bemesse, ob es *sex worth wanting* ist. Das eine Kriterium ist der Orgasmus, das andere, ob ich mich nach dem Sex genährt und bereichert fühle. Manchmal findet beides statt, manchmal nur eines.

Leider gibt es noch immer viele Frauen, die nie einen Orgasmus haben.

Auch ich habe meinen ersten Orgasmus erst in meinen Dreißigern erleben dürfen. Nach der Geburt war meine »Orgasmusfähigkeit« dann wieder verschwunden. Aber, wie ihr wisst, bin ich dabei, mir meine Ahhhs und Ohhhs wieder zurückzuerobern.

Mein erster *game changer* war die eigene Verantwortung.

»Viele glauben, dass der andere dafür verantwortlich ist, dass wir sexuell befriedigt werden«, erklärt Gabriela Mann, *Integrated Relationship & Sexual Health Coach.*

»Tatsächlich ist einer der häufigsten Aha-Momente meiner Klient*innen, wenn sie erleben: ›Meine sexuelle Lust ist gar nicht abhängig vom Partner, sondern der Zugang dazu steckt komplett in mir!‹«

Es folgte meine bewusste Entscheidung: Ich bin für meinen Orgasmus verantwortlich und kümmere mich selbst darum, dass ich *Big Ohs!* erlebe. Diese Entscheidung führte bei mir dazu, dass ich mir Hilfe holte. Ich weiß, »Hilfe« und »Orgasmus« in einem Satz klingen komisch, doch ich habe es ja am eigenen Leib erfahren dürfen. Im wahrsten Sinne des Wortes. Es gibt viele tolle Coaches, Sexberater*innen und Therapeut*innen, die Frauen helfen können, ihre Sexualität (neu) zu entdecken.

Oder man geht das Thema »Orgasmus« in Eigenregie an. Dabei geht es primär darum, wieder eine Beziehung zu seinem eigenen Intimbereich aufzubauen. Das kann durch einfache Übungen passieren: fünf Minuten vor dem Schlafengehen in die Gebärmutter reinatmen und reinfühlen.

Es kann auch ein ganzes Ritual wie das *Womb Blessing* sein. Initiatorin Miranda Gray bietet fünfmal im Jahr diese Gebärmuttersegnung an. Man kann sich auf ihrer Webseite für eine feste Uhrzeit eintragen und sich zu dem Zeitpunkt dann mittels Meditation mit ihr verbinden und ihre Segnung erhalten. Zu Beginn ist es aber vielleicht nahbarer, eine ausgebildete *Moon Mother* in seiner Gegend aufzusuchen, die das *Womb Blessing* als geführte Meditation anbietet.

Eine andere Art, seinem Schoßraum wieder näherzukommen, empfiehlt Gabriela Mann: sich selbst sanft berühren. So werden die Nervenbahnen vom Gehirn zur Vagina wieder aufgebaut, und je öfter man sich intim anfasst, umso mehr Nervenverbindungen können entstehen. Aus einem Trampelpfad wird so eine Autobahn, und das steigert die Orgasmusfähigkeit, sagt Gabriela Mann.

»Wir müssen uns erst mal erlauben, uns überhaupt mit der Vagina auseinanderzusetzen. Wir müssen uns erlauben, dass es unser Grundrecht ist, beim Sex zum Orgasmus zu kommen. Wir müssen uns erlauben, unserem Partner zu sagen, dass wir den Sex mit ihm als nicht befriedigend empfinden und dass sich etwas ändern muss. Wir müssen uns erlauben, dass unsere Sexualität genauso wichtig ist wie die Befriedigung des Gegenübers«, ist das Plädoyer von Gabriela Mann.

Plötzlich muss ich an den Plausch mit einer Bekannten denken. »Ist dieser Druckwellenvibrator wirklich so toll?«, fragt sie mich.

»Alle, die ich kenne, kommen in unter einer Minute zum Orgasmus«, antworte ich und füge an: »Ich habe noch einen originalverpackten Womanizer zu Hause. Willst du den haben?«.

»Da muss ich erst meinen Mann fragen«, antwortete sie.

WAAAAAS? Den Mann fragen? Warum? Fragt dich dein Mann auch, bevor er sich einen runterholt?, denke ich. Ich habe ihr all diese Fragen nicht gestellt. Eigentlich schade. Ich habe auch nicht gefragt, was ihr Mann gegen ihren Solosex einzuwenden haben könnte. Stattdessen habe ich mir viele Gedanken über das von Gabriela Mann angesprochene Thema gemacht: ERLAUBNIS.

Warum ist es selbst in Deutschland im 21. Jahrhundert für viele Frauen noch so schwer, ihre Lust ohne Wenn und

Aber auszuleben? Sich zu erlauben, sich zu befriedigen? (Da steckt ja sogar das Wort »Frieden« drin und zeigt uns schon die Wichtigkeit der Sache.)

Wir leben schließlich in einem Land und zu einer Zeit, wo Frauen so viele Freiheiten genießen wie kaum anderswo. Wählen, Arbeiten, Autofahren. Über ihren Körper und ihre Sexualität entscheiden und Sex haben können, mit wem, wann und wie oft sie wollen. Auch mit sich selbst. Der Druckwellenvibrator ist ein interessantes Spielzeug. Gerade für Frauen, die sich mit einem Orgasmus schwertun, vielleicht sogar noch nie einen hatten, kann dieses Gerät eine echte Bereicherung sein und ihnen zu völlig neuen, lustvollen Erfahrungen verhelfen. Doch anscheinend hapert es manchmal noch mit der *eigenen* Erlaubnis und der Selbstermächtigung.

Damit kommen wir zu meinem zweiten *game changer*: dem Selbstwert. Meine Bedürfnisse sind wertvoll, und ich räume ihnen Priorität ein. Das heißt in der Konsequenz: Ich bin es mir wert, erfüllten Sex zu haben (zum Selbstwert später mehr in »Von der Kunst, sich selbst zu lieben«, Seite 203). Leider wird den eigenen, weiblichen Bedürfnissen beim Sex aber oft nicht die gleiche Bedeutung beigemessen wie denen des Mannes.

Viele Frauen brauchen länger, um richtig heiß zu werden. Auch meiner Erfahrung nach ist es wichtig, sich beim Sex mehr Zeit zu lassen. Erinnern wir uns an die Worte von Alexandra Schwarz-Schilling: Der Schoßraum der Frau ist der passive Pol, erhitzt sich also nur langsam. Anders ausgedrückt: Die Yoni ist wie ein Topf Wasser, sie braucht lange, bis sie heiß wird, die Wärme hält aber dann lange an. Viele Frauen genießen es beim Liebesspiel daher sehr, wenn von außen nach innen berührt wird. Also zuerst das Gesicht, die Arme, die Kniekehlen, dann der Bauch und schließlich die Brüste, um den Herzraum zu öffnen und eine Verbindung zum Partner aufzubauen. Wenn das Herz vor Emotionen und Liebe überfließt, läuft diese Energie hinunter in den Schoßraum, der langsam feucht und heiß wird. Auch tut es vielen Frauen gut, wenn sie beim Sex laut stöhnen, tief atmen und ihr Becken bewegen. So kann die sexuelle Energie besser fließen, sich im ganzen Körper ausbreiten und ihn zum Schwingen, zum Vibrieren und schließlich zum Beben bringen.

Sexcoach Ute Benecke schlägt in einem ihrer Blogposts vor, man könne sich selbst gut beim Cunnilingus beobachten, um herauszufinden, wie viel Zeit man für sich und seine Erfüllung braucht. Wird man nervös, weil es soooooo lange dauert, bis man endlich kommt? Oder genießt man gerade die Zuwendung voll und ganz, egal, wie lange es zum Höhepunkt braucht? Hand aufs Herz: Wie schaut's aus? Wie viel Zeit erlaubst du dir?

Sich selbst beim Sex zu beobachten und das eigene Verhalten zu überprüfen, finde auch ich manchmal ganz sinnvoll. Daher empfehle ich, das tantrische Massageritual ins Liebesspiel einzubauen. Dabei fragt der Gebende immer: »Darf ich?«, bevor der Finger die Vulva berührt oder in die Vagina eindringt.

Am Anfang kann es für den oder die Partner*in befremdlich sein, sich diese Erlaubnis einholen zu müssen. Doch das Ritual bringt zwei Vorteile mit sich. Zum einen gibt einem dieser kurze Augenblick der Verzögerung und des Innehaltens die Gelegenheit, sich noch einmal ganz genau zu überprüfen: Was will ich wirklich gerade? Bin ich erregt genug? Bin ich wirklich schon bereit? Wenn mein Topf Wasser noch nicht kocht, nur siedet oder köchelt, sage ich: »Ich brauche noch eine Extrarunde.« Dann genieße ich weitere Berührungen, schmelze dahin, wenn er obendrein seine Hand auf mein Herz legt oder sanft meine Wange berührt. Das Karussell nimmt dann immer mehr an Fahrt auf, und am Ende freuen *wir beide* uns über die eingeforderte Extrarunde.

Außerdem hilft diese kleine Frage, sich selbst zu ermächtigen: »Ja, ich will.« Sex passiert dann nicht einfach, sondern man selbst ist die Königin, die ihrem Geliebten erlaubt, weiterzugehen. Ich bestimme über meinen Körper! Aber auch darüber, wann das Spiel das *next level* erreichen darf. Ich bin gleichzeitig Gespielin und Königin. Einige Frauen gehen sogar so weit, ihrem Liebhaber erst zu erlauben, ihre Brüste anzufassen, sie zu küssen oder, oder, oder … Der Fantasie (und Selbstermächtigung) sind keine Grenzen gesetzt.

Und manchmal ist der Orgasmus auch gar nicht so wichtig.

»Bei meiner Arbeit und bei meinen Workshops werde ich immer mal wieder gefragt: ›Wie kann ich den Orgasmus schneller erreichen?‹, oder: ›Wie kann ich den Orgasmus überhaupt erreichen?‹«, berichtet Sexcoach Fehu Freyjadóttir.

Ihre, wie ich finde, sehr weise Antwort darauf ist: »Was wäre, wenn der Orgasmus nicht nur ein Punkt wäre, den es zu erreichen gilt und der als Barometer für guten, erfolgreichen, ›richtigen‹ Sex gesehen wird? Was wäre, wenn wir das Wort ›Orgasmus‹ neu belegen und alles, was wir während des Sexes erleben, als Höhepunkt sehen würden? Wie bei einem Konzert. Natürlich gibt es da Hits zum Mitgrölen, aber auch Liebeslieder zum Schunkeln. Alle Stimmungen, Wendungen, Überraschungen, Be- und Entschleunigungen genießt und feiert man ab, und genau das ist es, was uns in Ekstase bringt.«

So oder so, wir Frauen dürfen uns erlauben herauszufinden, was *sex worth wanting* für uns ganz persönlich bedeutet. Ob es der Orgasmus ist, liebevolle Zuwendungen, das Abenteuer oder besondere Praktiken. Ich erlaube mir inzwischen, meinen Partner auf MEINE Reise mitzunehmen. Da gibt es dann auch mal Umwege, Ablenkungen und Verlangsamungen, weil Sex bei mir nicht immer so zielgerichtet abläuft. Aber dadurch werde ich entspannter und letztlich auch heißer, und am Ende ist der Sex für uns beide ein großes WOW – von dem *wir beide* mehr wollen.

WIE SAG ICH'S IHM?

O mein Gott, wie soll ich meinem Kerl bitte schön die »Ampel« erklären? Oder ihm sagen, dass er mich vor dem Eindringen um Erlaubnis fragen soll?

Denkst du jetzt vielleicht.

Glaub mir, ich weiß genau, wie du dich fühlst. Veränderungswünsche anzusprechen, ist wirklich nicht einfach. Noch dazu, wenn's um Sex geht. Tatsache ist aber, dass Sex, an dem man nicht wirklich Spaß und Freude hat, dazu führt, dass man ihn irgendwann gar nicht mehr will.

Möchte man also ein Sexleben, bei dem man Spaß hat, wahnsinnige Orgasmen und innige Gefühle erlebt, sodass der eigene Körper den gesamten Happy-Hormon-Cocktail ausschüttet? Dann muss sich etwas ändern.

Erklär deinem Kerl schonend: Better Sex = more Sex. Ich bin mir sicher, er wird die Ampel oder das Tantramassage-Ritual mit Freuden akzeptieren und umsetzen.

Vaginaler Orgasmus

Viele Frauen haben's raus mit dem Orgasmus. Da wird die Klitoris mit kundigen Bewegungen von Fingern oder Toys stimuliert, und schon kommt es: das Stöhnen, das Grinsen und der Peak. Es gibt aber noch eine andere Art von Orgasmus, den fast sagenumwobenen vaginalen Orgasmus. Die Wissenschaft streitet sich noch darüber, ob es die Unterscheidung zwischen klitoralem und vaginalem Orgasmus überhaupt gibt, schließlich gehöre die Klitoris zur Vagina ... Anyway, es gibt verschiedene Orgasmuszustände, und es ist äußerst spannend, sich damit zu beschäftigen.

Der bekannteste Orgasmus ist der sogenannte Gipfelorgasmus. Dieser Orgasmus entsteht aus der Spannung heraus.

»Der Körper spannt so sehr an, bis er nicht mehr kann, dann muss er loslassen. Das heißt: Die Lust steigt steil an, der Körper gibt auf, es kommt zum Höhepunkt, und die Kurve fällt dann sofort steil wieder ab«, erklärt mir Aleksandra Veronika, meine persönliche Orgasmusexpertin, in einem Gespräch nach einer Sitzung. Das ist der Orgasmus, den die meisten Frauen kennen, denn er passiert meist bei Klitoris und G-Punkt.

Es gibt aber auch einen Orgasmus, der aus der *Ent*spannung erwächst und in Wellen kommt. Die Lust breitet sich ganz langsam immer weiter aus. Es gibt kein Ende und keinen Höhepunkt. Dieser »Wellenorgasmus« dauert nicht nur ein paar Sekunden, sondern kann sich über Stunden hinziehen. Manche Frauen leben sogar in diesem sogenannten *orgasmic state* oder mit dem »Dauerorgasmus«.

MEIN EIGENES ABENTEUER: KUSCHELPARTY MIT BENEFITS

Als ich mir die Fragen nach meinen Wünschen stellte, erwachte eine starke Sehnsucht in mir nach absichtslosen Berührungen wie bei der Tantramassage. Mein Freund kann vieles, aber absichtslos sind seine Berührungen selten. Ich denke also darüber nach, wie ich dieses Erlebnis anders in mein Leben holen kann. Nach noch einer Tantramassage ist mir im Moment nicht, ich möchte lieber etwas Neues erleben. Natürlich verspüre ich Angst, zum einen davor, mit meinem Freund darüber zu sprechen, zum anderen vor dem Erlebnis an sich, das wieder weit außerhalb meiner Komfortzone liegt.

Ich nehme also meinen ganzen Mut zusammen und frage Johannes: »Ich würde gern zu einer Kuschelparty gehen, möchtest du mitkommen?« Er ist überrascht – und nicht begeistert.

»Da muss ich mich von fremden Menschen anfassen lassen. Nein, danke«, antwortet er darum.

»Kann ich dann allein hingehen?«, bleibe ich dran. Johannes kennt zum Glück weder Eifersucht noch Besitzansprüche.

»Hab Spaß«, sagt er lediglich dazu.

Die erste Hürde ist also genommen, die zweite, die mit der Komfortzone, liegt aber noch vor mir. Was, wenn ich alle dort doof und hässlich finde? Mich einer begrapscht? Ich mittendrin doch nicht mehr will? Was mache ich dann? Nachdem ich mich tagelang mit diesen Fragen rumgequält habe, beschließe ich: Ich mache das jetzt einfach.

Mit einer Freundin fahre ich nach Tempelhof, der erste

Stock im Insomnia ist hell und freundlich. Ich bin erleichtert: keine dunkle Höhle, wo es nach muffigem Sex riecht. Alle Teilnehmer*innen tummeln sich an der Bar – viele sind genauso schüchtern wie ich. Selbst die Herren halten sich an ihrem Bierglas fest und starren geradeaus. Auch ich vermeide Blickkontakt und will erst mal im Raum ankommen – und meinen Puls runterfahren. Das Publikum ist bunt gemischt. Überraschend viele Frauen und Pärchen. Einige scheinen Profis zu sein, tragen Negligé mit Strapsen oder Latexhöschen, andere sind herrlich entspannt in Micky-Maus-Pyjama, Leggings und Cargopants gekommen.

Zwei Glas Prosecco machen mich schon ein bisschen lockerer, für den Rest sorgt die Veranstalterin. Als Erstes erklärt sie die Regeln: Kuscheln, Streicheln, Anfassen ist okay, Küssen, Fummeln und Berührung der Intimzone ist tabu. Ihr Kollege macht mit uns herzöffnende Yoga- und Atemübungen. Die Ersten kichern bereits, und auch ich entspanne mich weiter. Dann heißt es: Augen zu und durch. Tatsächlich sollen wir die Augen schließen, uns langsam durch den Raum drehen und dabei mit den Fingern berühren, wem wir begegnen. Ich spüre Gesichter, Hälse und Arme, taste, fühle, halte und streichle. Es fühlt sich leicht, zauberhaft und unheimlich schön an. Schließlich sollen wir – immer noch mit geschlossenen Augen – den Menschen vor uns umarmen. Die bisherigen Übungen haben mich so entspannt und auch so mutig gemacht, dass ich die Arme um einen Mann schlinge. Die Umarmung mit dem Unbekannten ist warm und innig. Es fühlt sich erstaunlich gut an. Ich vergrabe mich in seinen

Armen, lege den Kopf an seine Schulter – und könnte grinsen vor Freude. Dass sich das mit einem Fremden so intim anfühlen kann, erschreckt mich plötzlich, und ich löse mich von ihm. Die Veranstalterin wird mir später erzählen, dass schon Frauen gegangen sind, weil sie »zwar kein Problem mit einem Gangbang haben, ihnen das hier aber zu intim war«. Schließlich legen wir uns alle auf eine riesige Lederliegewiese in der Mitte des Raumes und schmiegen uns aneinander. Mit geschlossenen Augen streichle ich um mich herum, gleichzeitig habe ich vier bis sechs Hände auf meinem Körper, die meine Haut liebkosen. Sie streicheln meine Wange, fahren mir übers Haar, halten tröstend meinen Kopf oder gleiten einfach über meinen Körper hinweg.

Das ist irre: irre persönlich, irre intim, irre schön. Niemand berührt meine Brüste oder meinen Po. (Und der eine Grapscher, von dem ich später höre, wird von der Veranstalterin, die streng über dem Geschehen wacht, ermahnt.) Manche streicheln richtig toll, andere eher grob, doch geschickt kuschele ich mich von dem Grobian weg, hinein in die Arme eines neuen Mannes, der sich toll anfühlt. Minutenlang liege ich in den Armen des Unbekannten und spüre so viel Geborgenheit, dass ich schnurren könnte. Plötzlich nimmt dazu noch jemand anderes meine Hand, und unsere Finger liebkosen sich. Das fühlt sich fast schon wie Betrug an, herrlich verrucht. Ein Kuschel-Dreier, quasi.

Nach etwa einer Stunde gibt es eine Pause. Bei Prosecco an der Bar tauscht man sich mit seinen neuen Bekannten aus oder flirtet. Mir fällt auf, dass die Frau im Micky-Maus-

Pyjama verschwunden ist, doch die meisten anderen sind geblieben. Das Insomnia ist ein Swingerclub, und Sex wird hier großgeschrieben. Darum ist in Runde zwei neben Kuscheln jetzt auch Knutschen, Fummeln und Sex erlaubt. Die Dame in Negligé und Strapsen verschwindet sofort mit einem Mann nach oben in den Fickbereich. Auch meine Freundin hat einen Mann entdeckt, der ihr gut gefällt, sie will die Kuschelparty mit Benefits auskosten. Ich hingegen habe ganz andere Interessen: Der Kuschel-Dreier hat mir Appetit auf meinen Freund gemacht. Schnell hole ich meine Jacke und fahre nach Hause.

IST ALLES OKAY IN MEINER PARTNERSCHAFT?

Eines der größten Probleme in meinem Liebesleben ist: mein Freund. Er versteht mich nicht. Tut nicht, was ich will. Denn wenn ich ihm sage, was ich will, streiten wir uns.

Die Schuld liegt eindeutig bei ihm. Wenn er sich endlich ändern würde, wäre unser Sexleben deutlich besser.

Das habe ich zumindest jahrelang gedacht.

Heute schäme ich mich ein bisschen dafür, wie einfach ich es mir gemacht habe. Denn seit *ich* meine Weiblichkeit und meine Weichheit mehr lebe, verändert sich unsere Beziehung – und zwar zum Besseren.

Je mehr ich mich verändere, desto mehr Raum gibt auch mein Freund frei für Neues.

»Ich möchte meine Verletzlichkeit intensiver leben«, sagt er eines Tages zu mir. »Ich möchte weicher werden.« Wie Alexandra Schwarz-Schilling erklärt, ist das Kraftzentrum des Mannes sein Herz. Nach so vielen Kriegen und Kämpfen, dem Stark-sein-Müssen, der Verantwortung und dem Nicht-weinen-Dürfen sind viele Männer von ihrem Herzraum völlig abgeschnitten. Der Wunsch nach »Weichwerden« ist wohl der, mehr seinem Herzen zu folgen, seine Herzenswünsche zu leben und sein Herz zu entpanzern und zu öffnen.

Johannes' Worte berühren mich. Und plötzlich entsteht die Möglichkeit, unsere Beziehung nach fast einem Jahrzehnt neu zu definieren. Denn je weicher er wird, desto mehr komme ich in meine Kraft, Macht und Stärke. Auch hier muss ich wieder an die Worte von Alexandra Schwarz-Schilling denken. Dass sich aufgrund des Patriarchats viele Frauen nicht trauen, in ihre Macht zu kommen. Im Kleinen passiert so bei uns, was im Großen geschehen müsste: Wir bemerken die patriarchalen Muster in unserer Beziehung und versuchen, sie aufzulösen. Langsam fängt ein Wandel an, denn je weicher Johannes werden möchte, umso mehr darf ich für mich selbst Verantwortung übernehmen und mit liebevoller Klarheit meine Bedürfnisse formulieren.

»Ich wünsche mir jetzt keinen Ratschlag von dir. Du hilfst mir am meisten, wenn du mir die nächsten Minuten einfach zuhörst und ich mir alles von der Seele reden kann. Ist das okay für dich?«

Ich gestehe mir auch ein, dass ich nicht besonders gut auf unsere empfangenden Pole geachtet habe.

»Wenn ein Mann sein Herz geöffnet hat, dann hat die Frau ihn völlig in der Hand. Das unterschätzen Frauen. Wenn er sein Herz geöffnet hat, dann liebt er, und wenn dann die Schwierigkeiten kommen, werden die Menschen an ihren Yang-Polen übergriffig. Die Frau wird emotional verletzend, und der Mann wird sexuell übergriffig«, erklärt Schwarz-Schilling.

Vielleicht bin ich nicht achtsam genug mit seinem Herz umgegangen?, frage ich mich jetzt. Wie verletzend müssen all die Zurückweisungen nach der Geburt für ihn gewesen sein? Wie verwirrend, dass ich nach der Geburt nicht mehr ICH war? Wie frustrierend, dass all seine Bemühungen unserem Sexleben wieder Leben einzuhauchen, nicht fruchteten?

Ich versuche, in Gedanken in Johannes' Schuhe zu schlüpfen und ein paar Meter damit zu laufen. Versuche, diese Zeit mit seinen Augen zu sehen und mich kritisch zu hinterfragen.

Genauso wie uns scheint es im Moment vielen Menschen in Beziehungen zu gehen. Ich beobachte in meinem Freundinnenkreis, dass Frauen aufbrechen, erlebe eine neu erwachte Sexualität bei Frauen um mich herum, höre von Polyamorie und offenen Beziehungen. Doch auch in meinem Geschäftsumfeld erlebe ich, wie Businessfrauen die gläserne Decke in Unternehmen knacken, es endlich öffentliche Diskussionen über sexistische Werbung gibt, schaue YouTube-Videos, in denen Stars wie Scarlett Johansson oder Rihanna sich gegen intime Fragen wehren und Jennifer Aniston klarstellt, dass sie als Frau ohne Mann und Kind glücklich ist. Frauen schreiben tolle Bücher über das Thema wie Caroline Rosales, Sophie Passmann oder Margarete Stokowski. Sie schreiben Songs wie »Vincent« von Sarah Connor oder sprechen ganz offen über ihre Beziehung wie Charlotte Roche und ihr Mann Martin Keß-Roche in »Paardiologie«.

Kurz: Viele stellen Muster, Strukturen, gängiges Verhalten und das Das-war-schon-immer-so in Frage.

Johannes und ich stellen fest, dass wir den jeweils anderen verändern wollten, damit er und sie besser zu uns passt. Doch das geht nicht. Man kann sich nur selbst verändern.

Genau zu diesem Zeitpunkt fällt mir das Buch von Byron Katie in die Hände. Die US-Amerikanerin hat ihre Krisen von Depression bis Alkoholsucht überwunden und die Art ihrer Bewältigung in eine einfache Methode gegossen: »The Work«. Dabei stellt sie simple Fragen, mithilfe derer man seine Gedanken (denn die machen die meisten Probleme) überprüfen soll, um einen Perspektivenwechsel zu erreichen. Nehmen wir zum Beispiel den Gedanken: *Warum tut er im Bett nicht, was ich will?*

Mit Katies Fragen im Kopf überprüfe ich nun meinen Gedanken: Stimmt das wirklich? Tue ich im Bett das, was ICH will? Tue ich im Bett, was ER will?

Während ich so nach und nach mein Verhalten in unserer Partnerschaft und meinen Anteil an unseren Beziehungsproblemen überprüfe, kommen Johannes und ich zu einer großen Erkenntnis: Der Haufen Scheiße ist auf beiden Seiten gleich groß.

Egal, was ich ihm vorwerfe, er hat genauso gute Gründe, auf mich sauer zu sein. Wenn jeder aussprechen kann, was ihn so fuchsig macht, wir uns streiten, dann gegenseitig zuhören und wieder vertragen, stellen wir immer wieder fest: Wir haben beide gleich viel Schuld – und gleich viel recht.

Langsam dämmert mir, dass jeder in seiner ganz eigenen Wahrnehmung, in seiner ganz eigenen Realität steckt und sich dementsprechend aus seiner Sicht richtig verhält.

Ein Beispiel gefällig? Wir telefonieren, ich sitze im Schreibexil und habe Heimweh, fühle mich einsam und will mich mit Johannes austauschen.

»Das ist ein Pflichtanruf, ich bin nämlich todmüde und habe Kopfschmerzen«, sagt er zur Begrüßung. Ich bin total gekränkt.

»Du musst ja nicht mit mir reden.« Jeder steckt in seiner Realität fest. Er will seine Ruhe. Ich will mich mit ihm verbinden. Jedes Bedürfnis ist gleich richtig und wichtig, es mangelt allein an Verständnis. Und guter Kommunikation. Deutlicher gesagt: Wir müssen einander besser zuhören.

Nach »The Work« von Katie kommt »Gewaltfreie Kommunikation (GFK)« nach Marshall B. Rosenberg in mein Leben. »Gewaltfrei« bedeutet, dass man ohne verbale Vorwürfe oder Angriffe miteinander redet. Wenn man GFK beherrscht, führt das zu einer friedlichen Kommunikation, die Vertrauen und Freude freisetzt. Ich liebe diese Art zu kommunizieren. Auch wenn mir GFK am Anfang kaum geglückt ist. Zuerst habe ich zwar noch zugehört, wurde dann aber doch furchtbar wütend, und schon ging die Schreierei los. Aber ich bin drangeblieben. Sobald sich meine Nerven wieder beruhigt hatten, bin ich zurückgekehrt zu Rosenbergs gewaltfreiem Ansatz:

»Was wolltest du mir sagen? Sag es bitte noch einmal, damit ich dir jetzt in Ruhe zuhören kann«, nahm ich den Faden wieder auf, bevor wir explodierten. Ich konzentrierte mich, Johannes wirklich zuzuhören.

»Damit ich dich richtig verstanden habe, lass es mich nochmal mit eigenen Worten zusammenfassen«, sagte ich am Ende.

Je öfter ich GFK anwende, desto besser lerne ich zuzuhören. Mit offenem Herzen. Ich stelle fest: Ich verstehe Johannes' Seite nun viel besser und kann meine Belange in Ruhe vortragen.

Mit der Zeit wird aus Vorwürfen, Anschuldigungen und »Du! Du! Du!« ganz langsam ein Ich. *Ich* habe dieses Bedürfnis, *ich* fühle gerade jenes, oder *ich* bräuchte jetzt das. Dabei stelle ich fest, wie wenig ich mir über meine eigenen Bedürfnisse im Klaren war.

Zurück zu meinem Beispiel: »Das ist ein Pflichtanruf«, sagt mein Partner. Anstatt einzuschnappen, würde ich heute antworten: »Ich höre, dass du müde bist. Ich bin ganz schön einsam hier, fühle mich allein und würde mich gern kurz bei dir aufgehoben fühlen. Kriegst du das vielleicht hin?« Diese Aussage schafft beim Gegenüber Verständnis für die eigenen Bedürfnisse, Grenzen und Wünsche, und mein Partner fühlt sich gleichzeitig gehört, muss in keine Abwehrhaltung gehen, sondern kann vielleicht einen Kompromiss vorschlagen, der für ihn machbar ist.

Rosenbergs GFK ist ein langer und harter Weg. Selbst heute schaffe ich es nicht immer, völlig gewaltfrei zu kommunizieren. Aber, hey, ich werde immer besser und lerne auch immer mehr über meine eigenen Bedürfnisse.

Manchmal geht's aber beim besten Willen nicht. Wenn starke Emotionen im Spiel sind und ich merke, dass ich nicht mehr gewaltfrei kommunizieren kann, sondern nur noch schreien will, hilft bei mir nur eins: Ich verlasse den Raum. Und zwar liebevoll.

»Ich werde gerade so wütend. Ich kann nicht liebevoll kommunizieren. Ich gehe jetzt raus. Lass uns weiterreden, wenn wir wieder liebevoll miteinander sein können«, sage ich dann zum Abschied. Im anderen Zimmer atme ich erst mal tief ein und aus, höre die Wut in meinen Ohren pochen und kann dann nach und nach in Ruhe überlegen, was mich so getriggert hat.

Ganz langsam hat sich unsere Beziehung entspannt, und wir können mehr und mehr in Liebe miteinander sein und uns so sein lassen, wie wir sind. Einzig über Sex können wir noch nicht gelassen sprechen. Da schwelen noch die alten Zurückweisungen und Verletzungen von nach der Geburt, als ich mich im Stich gelassen und überfordert fühlte – und Johannes sich zurückgewiesen und beschuldigt. Sobald wir darauf zu sprechen kommen, merken wir beide, dass wir uns auf einem Minenfeld befinden und gleich einer von uns wie eine Rakete hochgehen wird (Rosenbergs GFK hin oder her).

In diesem Fall hat uns das »Zwiegespräch« geholfen. Von Michael Lukas Moeller und seiner Frau Célia Fatia entwickelt, schafft es einen sicheren Raum fürs Besprechen von Problemen, die man immer schon mal ansprechen wollte – ohne unterbrochen oder angeschrien zu werden. Die Regeln sind so simpel, dass es uns gereicht hat, sie auf ihrer Webseite nachzulesen. Der eine spricht eine Viertelstunde, die andere hört nur zu, kommentiert nicht und darf auch keine abfälligen Geräusche von sich geben. Danach ist die andere dran. Man kann sich auf das Gesagte beziehen oder aber über etwas anderes reden, das einem am Herzen liegt. Im Anschluss gibt es noch eine Runde, in der sowohl er als auch sie sprechen. Das Wichtigste: Danach geht man auseinander!

Als ich das erste Mal davon höre, denke ich: *Was für ein Blödsinn!* Johannes hat es vorgeschlagen und ist ganz begeistert von der Idee.

»So kann jeder mal aussprechen, was er fühlt«, sagt er. Ich bin nicht überzeugt. In der ersten Runde kommen prompt so viele Vorwürfe aus meinem Mund, dass ich vor Wut regelrecht koche und zische. Lauter Dinge, die ich ihm nie gesagt habe, sprudeln nur so aus mir heraus. Eigentlich will ich sie gar nicht aussprechen, denn rational weiß ich, dass auch er nach der Geburt an seinem Limit war. Auf der logischen Ebene ist das klar, aber nicht auf der emotionalen. Da fühle ich mich im Stich gelassen. Dass er nichts dazu sagen darf, macht es für mich leichter. Die Worte strömten nur so heraus. Vorwürfe, Traurigkeit und ganz viel Wut. Johannes hört zu, schluckt – aber sagt nichts.

Natürlich bekomme auch ich einiges zu hören, doch das führt erstaunlicherweise zu mehr Verständnis für ihn. Ich bin berührt, mit wie viel Liebe er Dinge für mich realisiert und wie viele Gedanken er sich über mich macht.

Am nächsten Tag spüre ich eine neue Leichtigkeit. In mir und mit ihm. Was sich da an Frust und Wut angestaut hatte und langsam meine Liebe zu ihm zu vergiften drohte, ist benannt und damit weg. Ich achte wieder sein Herz, seine Weichheit und genieße seine Liebe für mich. Und wenn es doch mal hakt, einer von uns Schnappatmung bekommt, dann verabreden wir uns für ein neues Zwiegespräch.

UNSER GEMEINSAMES ABENTEUER: SWINGERPARTY

Während wir unsere Krise langsam meistern, bemerke ich eine neue Freiheit in mir. Ich bin keine dreißig mehr, sondern Mitte vierzig, und ein neues Gefühl macht sich breit: Mir doch egal, ich mach das jetzt so. Jahrzehntelang habe ich versucht, meine Ecken und Kanten zu kaschieren (so gut das eben möglich ist als Paradiesvogel). Doch nun habe ich nicht nur keine Lust mehr dazu, sondern will meine Einzigartigkeit plötzlich mehr leben. Ich bin wieder ICH, aber eben nicht die alte Version, die vor der Geburt, sondern die 4.0-Version – das neue, schnittigere Modell.

Und das will nun auch beim Sex neue Dinge erleben.

Welche Träume habe ich? Welche Fantasien habe ich noch nicht gelebt?, frage ich mich. Zuerst überkommt mich Angst, wie mein Freund nach den Jahren der Beziehungsschwierigkeiten mit meinen ehrlichen Wünschen zurechtkommen wird, doch ich hätte mir keine Sorgen machen müssen.

»Ich würde gern mal mit dir in einen Swingerclub gehen«, sage ich eines Tages. Ein Strahlen geht über sein Gesicht. Beim Tantramassage-Kurs wollte er zwar nicht von fremden Menschen angefasst werden, aber die Vorstellung, einen Swingerclub zu besuchen, scheint ihm offensichtlich zu gefallen. Unser Sexleben hat wieder Fahrt aufgenommen. Ich tue mich zwar immer noch schwer, vom Kopf in den Körper zu kommen, doch ich habe inzwischen einen recht ordentlich bestückten Tool-Kasten, der mir dabei hilft. Zeit also für größere Abenteuer.

Was zieht man da an?, frage ich mich. Ich will mir nichts Neues kaufen, mich auch nicht verkleiden. Meine Freundin Mona hat uns auf die Gästeliste in dem Swingerclub gesetzt, in dem sie arbeitet. Der feiert Jubiläum, und es wird voll und wild werden. Ich stehe vor dem Kleiderschrank und entscheide mich schließlich für den spießigen Vamp-Look: enge Bluse ohne BH, Bleistiftrock und Stilettos.

»Ihr Frauen habt es leicht, für Männer gibt es nicht mal sexy Unterwäsche«, kommentiert mein Freund meinen Style.

»Keine Latexshorts also?«, frage ich lachend. Angewidert verzieht er das Gesicht. Schwarze Jeans und Hemd müssen reichen.

Die meisten Gäste sind kleidungstechnisch nicht so unkompliziert wie wir. Mit riesigen Sporttaschen stehen sie im Foyer noch in Jogginghose und Pulli. Der Vorher-nachher-Effekt, wenn sie aus der Umkleide kommen, ist verblüffend: Latex-Jumpsuit mit Maske – das Outfit würde selbst Catwoman vor Neid erblassen lassen –, Gothicmieder mit Strapsen und Sklavinnenhalsband oder auch nackt mit Schleife im Haar. Amüsiert gehen wir an die Bar. Ich komme mir vor wie auf einer Kostümparty: Alle haben sich schick gemacht, rausgeputzt, nur eben in Spitze, Latex, Leder, Strapsen, Chaps und mit Peitsche. Man kennt sich offenbar: Küsschen links, Küsschen rechts. Neugierig stromern Johannes und ich, etwas underdressed, durch den Laden. Es ist schon bumsvoll und ordentlich was los. Auf einem Gynäkologenstuhl verwöhnt ein Mann gerade seine Frau. Umringt ist das Paar von weiteren Männern, die sich – handangelegt – an dem Anblick erfreuen.

»Die sind gleich dran«, raunt mir plötzlich Mona ins Ohr. »Warte noch ein bisschen, dann kommt der Gangbang«, sagt sie. Sie lacht vor Freude. Ihre enorme Oberweite wird von einer Korsage ins perfekte Licht gerückt.

»Ist die heiß!«, sagt sie und zeigt auf eine dunkelhäutige Frau mit androgynen Zügen. Sie vergnügt sich gerade mit zwei Männern auf dem Sofa.

»Die hatte ich letzte Woche«, fügt Mona verschmitzt hinzu und begleitet uns ein Stück. Wir kommen an den Toiletten vorbei. Ein Mann hockt auf dem Boden, als er uns sieht, öffnet er den Mund und schaut uns verheißungsvoll mit strahlenden Augen an.

»Nein, danke«, sagt Mona. »Der Natursekt soll lieber in

die Toilette.« Ihr Nein akzeptiert er brav. Das gefällt mir ausgesprochen gut.

»Willst du ficken?«, fragt mich plötzlich ein Mann von der Seite.

»Nein«, entgegne ich erschrocken. Er nickt und geht weiter.

»Wäre das mal in allen Clubs so«, raune ich meinem Freund zu. Es ist angenehm, wenn ein Nein sofort akzeptiert wird und nicht noch dreimal nachgefragt wird. Johannes hört mir aber gar nicht richtig zu, schaut ganz fasziniert auf ein Pärchen, das sich mit einem anderen Couple unterhält. Ich verstehe nicht, was ihn daran so fesselt, bis mir die rhythmische Bewegung auffällt. Die Frau unterhält sich zwar mit dem Mann des anderen Paars, hat aber den Schwanz ihres Mannes in der Hand und holt ihm einen runter. Ohne ihn dabei auch nur anzusehen.

Seltsam, denke ich.

Doch es wird noch viel seltsamer.

»Hi, Tina. Was machst du denn hier?«, sagt plötzlich eine bekannte Stimme hinter mir. Ein alter Freund steht da und grinst breit.

»Pärchenabenteuer?«, fragt er. Ich nicke und muss lachen. Großes Hallo, viel Freude. Auch seine Freundin ist mit dabei. Er trägt Netzshirt zur schwarzen Jeans und sie ein Latexbustier, das ihr Dekolleté wie das von Lara Croft aussehen lässt. Die beiden haben sich in einem Swingerclub kennengelernt und sind öfter in der Szene unterwegs.

»Kennt ihr übrigens meine Eltern?«, fragt plötzlich seine

Freundin mit glockenheller Stimme. Johannes und ich schauen uns verdutzt an.

Woher sollten wir?, frage ich mich, *und warum?*, als plötzlich ein älteres Paar auf uns zukommt. Die Ähnlichkeit ist unverkennbar – es sind tatsächlich ihre Eltern. Der Vater trägt zum Schnauzer Sklavenhalsband und Latexshirt, die Mutter ein Latexkleid zu High Heels.

»Schön, Sie kennenzulernen«, sagt der Vater. Wir schütteln uns die Hände.

»Und Sie kennen sich also von der Arbeit?«, fragt er mich und deutet mit dem Kopf auf mich und seinen Schwiegersohn in spe.

»Jein. Von der Arbeit und aus dem Nachtleben«, antworte ich. Ich weiß nicht, ob ich auf den Schnauzer oder das Sklavenhalsband schauen soll.

»Ich habe schon gehört, dass Sie viel unterwegs sind«, fügt der Vater schmunzelnd hinzu.

»Na ja, früher mal, jetzt sind wir Eltern«, entgegne ich.

»Gratulation«, schaltet sich die Mutter ein. Ihr Kleid ist etwas zu groß, sodass der Latex Falten wirft. Ich will mir gar nicht vorstellen, dass die beiden hier Sex haben – und vielleicht sogar ihre Tochter hier gezeugt haben …?

»Wir müssen jetzt leider schon los, den Babysitter auslösen«, unterbricht mein Freund die etwas peinliche Stille. Ich schaue ihn überrascht an, aber er wirft mir einen Blick zu, der keine Diskussion zulässt. Wir verabschieden uns.

»Was sollte das?«, frage ich. »Der Babysitter kann doch noch länger.«

»Das geht gar nicht«, sagt mein Freund.

»Mit seinen Eltern in den Swingerclub zu gehen?«, frage ich grinsend nach.

»Dit is Berlin«, sagt er lachend. »Aber eben auch ein Abturner.«

WARUM WEIBLICHKEIT EINE STÄRKE IST: DER ZYKLUS

Früher habe ich mich über mich selbst geärgert, weil ich jeden Tag anders war. Mal war ich introvertiert, mal gesellig, mal launisch, mal müde. Heute weiß ich: Je nachdem, wo ich in meinem Zyklus stehe, bin ich eine andere. Was heute gut ist, mag morgen – in einer anderen Zyklusphase – nicht mehr funktionieren. Ich sage daher nun zu Johannes:

»Ich bin wie das Wetter. Mal regnet es, dann nieselt es, dann scheint die Sonne. Du stellst dich doch auch nicht vor das Wetter und beschwerst dich, weil es nicht beständig, planbar und vorhersehbar ist.«

Grund dafür ist mein Zyklus mit seinen Hormonschwankungen. Statt dagegen anzuarbeiten, lebe ich nun mit ihm und erkunde sein Potenzial: Je nachdem, wo ich mich befinden, wartet nämlich eine andere Stärke auf mich. In den ersten Tagen nach der Regel bin ich wie ein junges Mädchen: euphorisch, voller Tatendrang und Aufbruchsstimmung. In den Tagen vor dem Eisprung bin ich ein Arbeitstier, das alles wegschaffen kann. Nach dem Eisprung werde ich zwar müder und leistungsschwächer, dafür bin ich megakreativ. Kurz vor der Regel werde ich zwar noch müder und introvertierter, aber auch meinungsstark. Jetzt habe ich die Chuzpe, Dinge einer Überprüfung zu unterziehen, sie radikal in Frage zu stellen und gegebenenfalls auch abzublasen. Dann kommt die Regel, und ich ziehe mich wie ein Bär zum Winterschlaf in meine Höhle zurück. Ich ruhe, träume und tanke Kraft. Natürlich klappt das nicht immer, denn auch für mich gibt es Deadlines, Workshops und Elternabende. Dann versuche ich, einfach kürzerzutreten: Sage Abendtermine ab oder kürze sie ein, esse gesünder, trinke viel Wasser oder mache einen Spaziergang. Und wenn dafür auch keine Zeit ist? Blumen auf dem Tisch, gesunde Naschis, Ingwertee, aber vor allem ein liebevoller und achtsamer Umgang mit mir selbst.

Seitdem ich meinen Zyklus für mich nutze, bin ich wesentlich leistungsfähiger. Kreative Schreibarbeiten lege ich, wenn es möglich ist, in die zweite Zyklushälfte, da ich da teilweise vier Texte am Tag schaffe. Fotoshootings finden am besten am Tag des Eisprungs statt, nie sind mein Glow und meine Haut schöner. Schwierige Gespräche und Verhandlungen lege ich auf die letzten Tage vor der Regel, denn da nehme ich kein Blatt vor den Mund, und mir nimmt niemand die Butter vom Brot. Und die ersten zwei Tage der Regel trage ich in den Kalender ein, um mir eine kleine Auszeit zu gönnen.

Mein Selbstversuch

Kapiert habe ich diese emotionalen Schwankungen erst so richtig nach meinem Selbstversuch mit der App »Hormone Horoscope Pro«. Der hat mir grundlegend dabei geholfen, mir meinen Zyklus für das Leben, die Lust und die Arbeit zunutze zu machen. Die App informiert nämlich nicht nur über die jeweilige Zyklusphase, in der du steckst und was das Besondere an ihr ist, sondern schickt dir auch Pushnachrichten. Etwa, wie sich die Hormone heute auf dein Sexleben auswirken. Bingo!

Tag 1 bis 7

»Die Blutung mag ein seltsamer Zeitpunkt sein, einen Libidoanstieg zu bemerken«, heißt es in meiner ersten Pushnachricht. »Vielen Frauen steht der Sinn jetzt nach Sex.« Das sei ein Ergebnis der Action im Unterleib, wo aufgrund der Menstruation die Nervenenden stimuliert würden, heißt es weiter. Kombiniert mit einem Östrogenanstieg, werden Frauen zur Jägerin der Lust.

Dass Sex während der Tage ein Tabu ist (wegen des Blutes), feuert viele bestimmt noch zusätzlich an. Mich nicht. In meinem Kopf rauscht es wie bei einem Orkan, sodass ich kaum einen klaren Gedanken fassen kann. Die Migräne legt mich flach, und die Brust juckt. Ich persönlich habe jetzt so viel Lust auf Sex wie auf einen Verkehrsunfall. Genauso geht es mir mit Arbeit. Ich will meine Ruhe, eben wie der Bär, der einfach nur in seiner Höhle sein will. Das Außen interessiert mich reichlich wenig, mein Innenleben dafür umso mehr. Mir steht der Sinn nach Kontemplation. Ich schreibe mein Journal, gebe mich Tagträumen hin, höre inspirierende Podcasts, lese »Die Zeit«, höre nach innen und komme zur Ruhe.

Tag 8 bis 12

Gerade war ich im absoluten Stillstand, und nun bin ich voller Energie. »Sie werden zur Abenteurerin und wollen Neues ausprobieren«, bemerkt die Zyklus-App. Der heranreifende Follikel im Eierstock schüttet massenweise Östrogene aus. Und das hat viel Gutes. »Dank des hohen Östrogenspiegels spüren Sie Berührungen intensiver, Sie werden feuchter und erreichen den Höhepunkt leichter.« *Bravo!*, denke ich.

Doch für Sex habe ich eigentlich gar keine Zeit, denn ich arbeite wie im Rausch. Mein Tatendrang ist überwältigend, ich packe mir den Terminkalender voll, denn es gibt so viel zu tun, zu sehen, zu besprechen. Dabei vergesse ich schon mal, mir Paarzeit zu nehmen.

»Mit dem Östrogenhoch wollen Sie Abenteuer erleben«, prognostiziert die App. »Als Ergebnis werden Sie auch im Schlafzimmer müde vom immer Gleichen. Probieren Sie neue Positionen, Videos, Spielzeuge oder Fantasien aus«, rät die App. Schnell verabrede ich mich mit meinem Freund. Unser Sexdate wird im Kalender eingetragen – und fällt auf den Eisprung (12. Tag). Schon morgens vorm Zähneputzen kommt die frohe Kunde, denn: »Der Sex-Spaß wird intensiv und erfüllend«, teilt mir die App mit. Das Östrogen hat den Höchststand erreicht, und Testosteron gibt es noch on top. Single-Freundinnen berichten, dass sie nun zwei- bis dreimal am Tag Solosex haben. Ein guter Grund also, sich diesen Tag rot im Kalender anzustreichen, damit es abends einen Rausch der Sinne geben kann. Beim Abendessen können mein Mann und ich kaum noch an uns halten. Worte werden zum Vorspiel. Blicke und Berührungen heizen uns immer weiter an, der Abend wird ein Freudenfest.

Tag 13 bis 20

Nach der Lust kommt der Frust. »Willkommen in der 3. Woche Ihres Zyklus. Jetzt wird alles etwas anders«, unkt die App auch schon. Testosteron- und Östrogenkurve zeigen nach unten und können zu einer Art »Prä-PMS« führen.

Tatsächlich kommt nach dem großen *Oh!* das große Maulen. Die aufgehalste Arbeit fühlt sich wie ein Mühlstein um meinen Hals an. Mein Schaffensdrang kommt zum Erlahmen, und ich fange an, meinen vollgepackten Terminkalender wieder zu leeren: sage ab, verschiebe, schaffe mir Zeit zum Luftholen und Durchschnaufen.
Sex? Danke, aber: Nein. Zum Höhepunkt zu gelangen sei jetzt schwieriger, und wenn ich überhaupt käme, sei der Orgasmus langweiliger als noch vor Kurzem, informiert mich »Hormone Horoscope Pro«. Was muss ich mehr wissen?

Tag 21 bis 26

Der Östrogenspiegel fällt weiter ab, und ich fühle mich am 21. Tag wie ein Zombie. Antriebslos sitze ich am Frühstückstisch. An arbeiten ist heute nicht zu denken. Das wird in den nächsten Tagen nicht besser. Zusätzlich mutiere ich langsam zum Menschenhasser, doch je näher die Regel kommt, desto mehr schwanke ich zwischen Gereiztheit und Geilheit.

In meinem Körper sind zwar nicht viele Östrogene unterwegs, aber »der Uterus bereitet sich auf die Menstruation vor, die Gebärmutterschleimhaut verdickt sich, und Blut staut sich an, was die Nervenenden in den Genitalien stimuliert«, weiß der Zyklustracker zu berichten. Für viele Frauen seien die Tage vor den Tagen die lustvollsten. So auch bei mir. Ich spüre den Drang, meinen Mann zu verführen– und gebe ihm nach. Während die Pickel einen Flashmob auf meinem Kinn veranstalten, kehrt die Lust zurück. Sie ist jetzt wild und animalisch. Ich verschlinge, fordere, gebe mich hin oder nehme mir. Ich bin eine Wucht und nicht ganz leicht zu handhaben.

Fazit

Nach einem Monat ist mein Fazit klar: Der Zyklustracker hat mir wirklich viel gebracht. Ich verstehe mich besser, und ich verzeihe mir mehr – schließlich treiben mich die Hormone an. Ich weiß jetzt, wann die Lust Hochsaison hat und warum ich an bestimmten Tagen keine Lust habe. Und das Wichtigste: Ich trage den Eisprung ab jetzt immer fett im Kalender ein.

Immer mehr Frauen empowern sich, wie ich es tue. Der Zyklus wird seit einigen Jahren nicht mehr totgeschwiegen und in der Werbung mit blauer (!) Flüssigkeit dargestellt, es gibt sogar Firmen, die machen die Menstruation stylish und haben es geschafft, dass der Luxussteuersatz für Hygieneartikel in Deutschland auf sieben Prozent gesenkt wurde.

Menstruations-Emojis, gibt's übrigens inzwischen auch. Die weibliche Menstruation hat sich also zum »coolen« Geschäftsfeld gemausert.

Journalistin Heike Kleen hat das spannende, informative und lustige *Das Tage-Buch* über »die Mens« geschrieben und erzählt mir im Interview von ihren Entdeckungen. Etwa von der ersten Innovation im Bereich »Damenhygiene« seit der Erfindung des Tampons in den Vierzigerjahren: die **Menstruationstasse**.

Die ist ja riesig!, war ihr erster Gedanke, als sie die Verpackung öffnete. Das It-Piece der Menstruation ist aus flexiblem Silikon und wird in die Vagina eingeführt.

Okay, da sind zwei Kinder rausgekommen, wird schon reinpassen, dachte sie. Alles in allem überzeugt sie die Kappe.

»Die Benutzung ist anfangs etwas gewöhnungsbedürftig, aber schon am zweiten Tag ging es sehr gut – man muss einfach üben«, erklärt sie mir, die ich ganz gespannt bin.

Als Nächstes orderte Kleen **Thinx**-Unterwäsche.

Ihr erster Eindruck war: »... stabil, fühlt sich angenehm an, sieht gut aus, und die Fläche, auf der das Blut landen wird, ist erstaunlich dünn.« Bei der nächsten Periode kam das Zauberhöschen zum Einsatz, und jetzt begann das Komische, so

Kleen: »Man hat seine Tage, man weiß es – und muss nichts tun. Nichts wechseln, nichts wegwerfen, auf dem Klo dachte ich jedes Mal verwirrt: *Ist es doch schon um?*« Ihr Fazit:

»Die Thinx ist tatsächlich ein Schutz vor ›peinlichen‹ Menstruationsunfällen, aber eher als doppelter Boden beim Sport, einer Hochzeit oder einem Marathon, wo wirklich nichts auslaufen darf.« Inzwischen gibt es übrigens auch Herstellerfirmen in Deutschland, die Periodenslips anbieten. Genauso, wie es auch wieder Mehrwegbinden aus Stoff gibt. Die erinnern Heike Kleen zwar an 1912, helfen aber ebenfalls, plastikfrei zu bluten. Das ist nicht nur ein Hoch auf die Nachhaltigkeit, sondern auch auf die eigene Gesundheit. Dazu gibt mir Kleen einen wertvollen und wichtigen Hinweis mit auf den Weg: »Tampons bestehen nicht aus Watte, sondern enthalten viel Kunststoff, damit sie auch schön saugfähig sind. Die Baumwolle kann mit Glyphosat behandelt sein und wird mit Chlor gebleicht. Das alles zwar in sehr geringen Mengen, aber wenn ich mir umgerechnet sechs Jahre meines Lebens Chemiebomben in meinen Unterleib schiebe, kann das nicht wirklich gut sein. Erste Gynäkologen sehen Zusammenhänge zwischen den steigenden Gebärmutterhalskrebsraten und der Benutzung von Tampons.«

Bäm. Braucht es noch mehr Überzeugungsarbeit, um alte Gewohnheiten zu überdenken?

WEIBLICHKEIT ALS SUPERKRAFT

Zusammen mit »Juramama« Nina Straßner hielt ich im Berliner Soho House einen Vortrag über »Female Empowerment«. Nina sprach über juristische Dinge und ich über den weiblichen Schoßraum. Ich erklärte gerade, dass die Gebärmutter das Kraftzentrum der Frau sei, da stand eine Dame entrüstet auf und verließ den Raum mit den Worten:

»Ich bin eine nicht gebärende Geschäftsfrau.«

Später am Abend habe ich mir folgende Frage gestellt:

Kann es sein, dass es sich ausschließt, voll erwerbstätig zu sein, vielleicht sogar mit Verantwortung für ein eigenes Geschäft, und eine Verbindung zu seiner Gebärmutter zu haben?

Für mich ist Weiblichkeit enorm wichtig geworden – und inzwischen auch mein Schlüssel zu Erfolg und Glück. Bis vor Kurzem hetzte ich wie ein Duracell-Hase durch mein Leben. Frühstück machen, Sportrucksack für die Kleine packen, schnell, schnell zur Kita, zur Arbeit, zur Abholung. Der Tag war zu kurz und die Kraft zu gering, um alles zu schaffen. *So ist das eben mit Kind,* dachte ich. Doch auch meinen kinderlosen Freundinnen geht es kaum besser. Manche schieben hundert Überstunden vor sich her, manche haben ein Burnout, andere eine Sinnkrise.

Als ich meine Weiblichkeit für mich entdeckte, änderte sich mein Leben nach und nach zum Besseren. Heute würde ich sagen, ich hatte davor vor allem ein Problem: Ich stand meinen Mann. Was sich als junge Frau richtig angefühlt, mir in

Redaktionen und Unternehmen sehr geholfen hat, ließ mich nun immer mehr ermüden. Ich bin nun mal kein Mann, und mich im Business so zu verhalten fiel mir immer schwerer. Mir wurde klar, dass meine Powerkräfte andere sind: Weichheit, Empathie, Intuition, Gefühle, Flow und Hingabe. Diese Talente werden in unserer Gesellschaft jedoch oft immer noch als »Schwächen« wahrgenommen. Klar, sie erleben gerade als Soft Skills eine Rehabilitierung, aber sie sind eben nur soft. Was nach wie vor wirklich zählt, sind Vernunft statt Intuition, Fakten statt Emotionen und Strategien statt Flow.

Doch was passiert, wenn die eigenen Gaben so wenig geschätzt werden?

Richtig, man versucht, sich anzupassen.

Mit Masken, Rollen und ganz viel Disziplin wollte ich also meinen Mann stehen – und das erschöpfte mich zutiefst.

Für mich ist es dann mit einem Mal höchste Zeit herauszufinden, welche guten Dienste mir meine Talente leisten können, denn meine berufliche Situation verändert sich rapide. Wegen der immer geringeren Honorare gebe ich meine Arbeit als freie Journalistin auf und auch Babettes, Monas und meine Reise geht zu Ende. Nachdem Babette einen neuen Job hat, fehlt ihr die Zeit für unseren Blog. Mona schreibt zwar weiter für »Happy Vagina«, aber die Verantwortung für den Blog überträgt sie auf mich. Es war ein wildes, wundervolles Abenteuer, doch nun ist es vorbei.

Auch ich beschließe, etwas Neues zu wagen. Mit meiner neuen Geschäftspartnerin Susanne Schlösser gründe ich 2019 ein Unternehmen, und unser Onlinemagazin *OWup!* erscheint Anfang 2020. Plötzlich stehe ich im Alter von 45 Jahren ganz neuen Herausforderungen gegenüber: Unternehmensgründung, Honorarverhandlungen, Budgetplanung, Markenentwicklung, Markenrecht, ich spreche mit Anwält*innen, Steuerberater*innen, Banker*innen, Programmierer*innen, Grafikdesigner*innen u. v. a. Täglich muss ich aus meiner Komfortzone raus und etwas tun, was ich noch nie getan habe: Google Drive, Google Analytics, SEO, Cantao, Instagram. Mein Workload ist immens, mein Tag hat trotzdem nur 24 Stunden, und mein Freund und meine Tochter wollen abends auch noch was von mir haben.

Wie soll ich das alles mit Familie schaffen? Wie, ohne daran kaputtzugehen?, denke ich.

Wie sieht eigentlich weibliche Führung aus?, fragte ich mich deshalb. Also Führung, die Intuition, Flow und Empathie mit einschließt? Ich ahne, dass meine weiblichen Superkräfte die Antwort auf all diese Fragen sein können. Also versuche ich, meine weiblichen Skills im neuen Start-up-Alltag zu leben.

Werden wir nichts wuppen, weil wir uns verzetteln, den ganzen Tag empathisch unsere Probleme zerreden oder unsere Intuition uns zu falschen Entscheidungen verleitet?

Tatsächlich reden Susanne und ich anfangs sehr viel über unsere persönlichen Themen. Wir quatschen uns alles von der Seele – doch danach klären wir unsere Work-Themen oft in zwanzig Minuten. *Das kann auf Dauer nicht funktionieren*, denke ich mir und zweifle.

Und tue es doch jede Woche aufs Neue.

Zuerst reden wir über unseren Alltag, die Kinder, die

Männer, die Eltern und unser Seelenleben. Wenn alles gesagt ist und Frieden einkehrt, dann passiert das Wunder immer wieder: Unsere Arbeitsthemen klären sich in rasender Geschwindigkeit.

Ein Beispiel: Wir brauchen einen neuen Markennamen. Unser Meeting dazu startet wie jedes: Wir reden erst mal über unsere Leben. Schließlich schaut Susanne auf die Uhr:

»Wir haben noch dreißig Minuten Zeit, lass uns brainstormen«, sagt sie. Wir zählen Ideen auf, notieren Wortschöpfungen und Eigenkreationen.

Plötzlich sagt Susanne: »Ich habe nachgedacht. Bei unserer Firma geht es doch um mehr Grow, mehr Flow und mehr Power. Alles Worte mit ›OW‹. Lass uns doch ›OWup!‹ nehmen«.

Ich bin sofort schockverliebt in den Namen.

»So machen wir es!«, sage ich. Zwanzig Minuten sind um. Wir checken noch, ob die Domain verfügbar ist, beauftragen unsere Markenanwältin, alles abzuwickeln, und beenden das Meeting pünktlich.

Klingt zu einfach, um wahr zu sein?

Vielleicht ist es aber genau so, denke ich mir.

Was ist, wenn ich bisher gegen meine Natur gelebt habe? Wenn ich versucht habe, mein Business so zu leben, wie es für andere passt, aber nicht für mich? Ich beschließe, mein Experiment fortzusetzen und weiter auszuprobieren, ob meine weiblichen Skills mir dienlich sein können.

Als nächstes beschließe ich, meinen Gefühlen zu vertrauen. Was sich gut und leicht anfühlt, wird gemacht. Was sich schlecht und schwer anfühlt, stelle ich in Frage. Ein bisschen wie bei Aufräumexpertin Marie Kondo. Sie rät dazu, jedes Kleidungsstück in die Hand zu nehmen und in sich hineinzufühlen: Macht mich das glücklich? Was ein Ja bekommt, bleibt, die Dinge mit einem Nein dürfen gehen.

So gehe ich nun mein Arbeitsleben durch. Macht mich dieser Auftrag happy? Mag ich es überhaupt noch, zu Hause zu arbeiten? Ist diese Kooperation eine Bereicherung? Vertraue ich diesem oder jenem Geschäftspartner und fühle mich gut aufgehoben?

Nicht bei jedem gefühlten Nein kann ich es mir finanziell sofort leisten, den Auftrag abzulehnen oder die Zusammenarbeit zu beenden, aber interessanterweise kommen nach und nach neue Jobs, neue Menschen, neue Kooperationen in mein Berufsleben, die besser zu uns passen.

Und je mehr sich meine Arbeitswelt zum Besseren wandelt, desto mehr entspanne ich mich. Ich stehe morgens gern auf und freue mich auf meine Zeit am Platz im Coworking-Space (zu Hause war es doch zu einsam für mich), meine neue Arbeit hat für mich einen Sinn und geht mir leichter von der Hand, die Zusammenarbeit mit Kolleg*innen und Dienstleister*innen ist schöner und bereichernder, als auf dem roten Teppich Berühmtheiten zu interviewen. Das schenkt mir Lebensfreude, Glück und nährt mich. Abends komme ich nun immer öfter beschwingt und gut gelaunt nach Hause. Ich freue mich auf meine »Große« und auf meinen

Mann. Und es ist noch genug Kraft über für einen schönen Abend zu zweit, wenn unsere Tochter schläft.

Mir wird immer klarer, dass mich mein altes Arbeitsleben am Ende viel Überwindung, Disziplin und Kraft gekostet hat, sodass ich am Abend ausgelaugt und erschöpft war. Die dort vorherrschende Energie nehme ich inzwischen als linear, schnell, strategisch, zielstrebig und erfolgsorientiert wahr. Klar kann ich das leisten, aber es kostet mich eben Kraft.

In meinem jetzigen Umfeld entstehen viele Sachen eher gleichzeitig. Die Energie ist nun weniger ein zielgerichteter Pfeil als vielmehr ein sich ausbreitender Raum, in dem Projekte und Produkte mit Liebe und Wertschätzung wachsen.

In schamanischen Kulturen gilt die Gebärmutter als heiliges Organ. Dort entstehen Babys, dort passiert die Magie der Transformation, die Leben entstehen lässt. Die Gebärmutter ist die direkte Verbindung zum Universum, zum Göttlichen, aber auch zu Mutter Erde. Sie hat verschiedene starke Kräfte: Gebären (das wissen wir), aber auch Intuition, Heilung und Visionen wohnen ihr inne. Deshalb wird die Zervix in diesen Kulturen als drittes Gehirn (neben dem Hirn und dem Darm) oder viertes Auge (nach dem dritten Auge) verehrt.

Vielleicht befähigt uns unsere Weiblichkeit, liebevolle Räume zu schaffen und zu nähren, ähnlich der Gebärmutter, in denen Ideen, Geschäfte, Projekte, Bücher ausgetragen werden, bis sie reif für die Welt sind. Vielleicht befähigt sie uns zu einem anderen Arbeitsleben, anderen Werten und zu einer anderen Stimme, einer anderen Meinung, einer anderen Wahrheit und einer anderen Sicht auf die Dinge, die im Kanon der männlichen Dominanz bisher fehlte?

FLIESSEN LASSEN

Immer mehr probiere ich meine weiblichen Superkräfte aus. Eine für mich völlig neue Erfahrung ist das »Fließenlassen«. Immer wieder habe ich in spirituellen Kreisen gehört:

»Frauen sind wie Wasser, das Fließen ist ihr Talent.« Doch lange Zeit habe ich nicht verstanden, was genau damit gemeint ist. Heute habe ich eine vage Ahnung davon, was für eine unglaubliche Kraft in dieser Aussage steckt.

Diese Ahnung ist schwer zu beschreiben, doch ich lasse mich in Berufsdingen führen und erzwinge nichts mehr. Natürlich habe ich berufliche Ziele, wie dass ich Speakerin werden, einen Podcast ins Leben rufen, ein Buch schreiben möchte, und stetig probiere ich, mich in diese Richtungen zu entwickeln.

Ganz oben auf meiner Liste stand aus strategischen Gründen der Podcast. Doch das Projekt erwies sich als unglaublich mühsam. Nichts wollte klappen (von der Technik bis zu den Dienstleister*innen), stattdessen bekam ich aber plötzlich sehr interessante Anfragen als Speakerin. Und da für mich seit einiger Zeit klar ist, dass Arbeiten leicht und freudvoll sein darf, gehe ich dort lang, wo es sich gut und leicht anfühlt.

Ich habe in meinem Leben gegen so viele Türen geschlagen und versucht, sie mit Gewalt zu öffnen. Doch jetzt spüre ich: Das ist nicht mehr richtig für mich.

Ich habe also die Idee vom Podcast hintangestellt, meine Strategie modifiziert und bin dem Ruf als Speakerin gefolgt. Das Besondere ist, dass es sich kaum wie Arbeit anfühlt, weil mir die Anfragen und Aufträge quasi in den Schoß fallen und mir das Sprechen so viel Freude macht. Disziplin und Durchhaltevermögen muss ich kaum aufwenden, weil mir die Vorträge Spaß machen, das heißt, abends komme ich gut gelaunt und voller Kraft nach Hause, was meinem Privatleben guttut.

INTUITION

Ich verlasse mich auch im Beruflichen immer mehr auf mein Bauchgefühl. Wie gesagt, Strategie ist eine Sache, aber Intuition wiegt stärker. Wenn sich etwas gut anfühlt, dann gehe ich in die Richtung weiter. Wenn sich jedoch eine Kooperation, eine Person oder Aktion schlecht anfühlt, dann lasse ich es sein und los. Egal, was mein Verstand dazu sagt.

Das Leben ist zu kurz, um sich mit Idioten rumzuschlagen. Anfangs habe ich es noch probiert, doch jedes Mal habe ich die Entscheidung teuer bezahlt. Mal lief die Zusammenarbeit mit den Dienstleister*innen nicht gut, und die Arbeit musste nochmal gemacht werden, mal erwies sich die Kooperation als mühsam und viel zeit- und arbeitsaufwändiger als besprochen. Mein Bauchgefühl wusste das immer vor meinem Verstand. Inzwischen räume ich meiner Intuition daher eine hohe Priorität ein. Wenn sich etwas nicht gut anfühlt, spreche ich das Problem sofort an oder beende die Zusammenarbeit zum nächstmöglichen Termin. Das erspart mir viel Ärger und Nerverei.

VERLETZLICHKEIT

Eine weitere Powerkraft ist meine Verletzlichkeit. Ich habe mir eingestanden, dass ich nicht so belastbar bin, wie ich immer dachte – mit Kind noch viel weniger. Ich stelle fest, dass das Chaos eigentlich mein Alltag ist und eher die Ausnahme, wenn alles gut läuft. Mal ist das Kind krank, mal der Mann, mal die Mitarbeiter*in, oder die Kolleg*in fällt aus, weil die Mutter gepflegt werden muss, oder es gibt einen Umzug, Probleme in der Schule, mit dem pubertierenden Kind und so weiter.

Für meine Geschäftspartnerin und mich steht fest: *Family first.*

Die Gründung eines Start-ups ist ein Marathon, und wir müssen uns unsere Kräfte gut einteilen. Daher erlauben wir uns, mit unseren Kräften gut umzugehen. Termine können auch mal abgesagt, Deadlines verschoben werden. Natürlich verlaufen manche Prozesse dadurch langsamer, aber ehrlich gesagt: Nichts bleibt auf der Strecke, auch nicht unsere Gesundheit und der Spaß an der Sache.

SPIRITUALITÄT

Ich bin ein spiritueller Mensch und möchte das inzwischen auch leben. Ich verwende hochschwingende Öle in meinem Zuhause – und auch in meinem Büro. So reinige ich Räume, schaffe eine Atmosphäre, in der ich mich besser konzentrieren oder mehr Fülle kreieren kann. Für mich ist das kein esoterischer Hokuspokus, sondern etwas, das mir guttut und inzwischen eine Selbstverständlichkeit ist. Ich nutze Kraftorte, meditiere und bin auch ein großer Fan des Manifestierens. Dazu lade ich bestimmte Dinge in mein Leben ein. Letztens wollte ich eine bestimmte Influencerin interviewen, an die schwer ranzukommen ist. Ich habe meinen Wunschzettel ans Universum ausgefüllt, in Gedanken abgeschickt – und es dann wieder vergessen. Einige Wochen später lernte ich eine PR-Frau kennen, die genau diese Influencerin vertritt und sie mir für ein Interview anbot.

Das Manifestieren funktioniert auch mit Locations, Spezialist*innen, kreativen Ideen ... Es ist wie mit dem Weihnachtsmann: Ich wünsche mir etwas, und es wird erfüllt. Und das erzeugt einen Flow, mit dem ich immer mehr gute Dinge in mein Leben hineinziehe. Tatsächlich muss ich durch diesen Flow weniger arbeiten. Die Bücher, Informationen, Ideen, Menschen und Kontakte, die ich für meine Arbeit brauche, finden sich wie zufällig. Mal auf meiner Timeline bei Facebook, mal bei einem Gespräch und mal in einem Zeitungsartikel. Und das bestärkt mich ungemein darin, dass mein Arbeitsalltag leichter und freudvoller wird, wenn ich im Einklang mit meinen Möglichkeiten lebe.

DEN EIGENEN KÖRPER KENNEN VON A-PUNKT BIS ZERVIX

Um den bestmöglichen Sex zu haben, ist, meiner Meinung nach, eines von besonderer Bedeutung: Jede sollte ihr eigenes Instrument beherrschen, bevor sie im Orchester spielt. Soll heißen, jede Frau sollte sich erst mal mit ihrem Körper, ihrem Lustzentrum, ihrer Intimzone beschäftigen und zu ihrer eigenen Sexpertin werden, bevor sie im Duett singt.

Zu Beginn geht es darum, sich mit der eigenen Anatomie auszukennen. Was ist die Vulva? Was die Vagina? Wieso hat eine Frau drei Öffnungen im Schritt? Und wie sieht die Klitoris eigentlich aus.

Wenn man sich auf ein neues Projekt vorbereitet, studiert man doch auch alles. Und wenn man ein erfülltes Sexleben haben möchte, sollte man sich eben mit der Materie auseinandersetzen. Mein Buchempfehlung: *Coming Soon*. Oder selbst Hand anlegen. Also schau dir deine wunderschöne Yoni an. Es gibt große und kleine Lippen, behaarte und rasierte Yonis, runde, ovale Formen und vieles mehr. Jede Vulva, so nennt man den sichtbaren Teil zwischen Venushügel und Damm, sieht anders aus.

Im nächsten Schritt geht's ans Fühlen. Leg mal den Dildo zur Seite und fass dich selbst an – spüre, was dir Lust bereitet. Ich bin eine Spätzünderin in Sachen Solosex, wie schon erwähnt. Meinen ersten hatte ich erst Ende zwanzig. Da habe ich längst gearbeitet, im Ausland gelebt, ein eigenes Auto besessen und hatte die ersten Beziehungen hinter mir. Nur eine Beziehung zu meiner eigenständigen Sexualität hatte ich nicht.

Selbstliebe lernen geht, beschloss ich damals. Frauen müssen schließlich autark sein. Immerhin fuhr ich Motorrad und ließ mich nicht von der Männerwelt auf dem Sozius durchs Leben kutschieren. Ich war im Bett zwar keine reine Erfüllungsgehilfin, aber ich war abhängig: Hat er es mir gut besorgt, gab's das große OOOOOH. Hatte er den Dreh nicht raus, war das MEIN Problem.

Ja, du kombinierst richtig: Für mich gilt Selbstbefriedigung als Schlüssel zum Erfolg beim Pas de deux. Was im Job zutrifft, stimmt auch im Bett. Wer mit anpackt, kann besser mitreden. Wer also selbst Hand anlegt, weiß genau, was gefällt und wann. Je besser eine Frau ihre sexuelle Landkarte kennt, desto genauer wird die Wegbeschreibung für den anderen sein: Sind es die Lippen, die gestreichelt werden wollen, oder eher der Kitzlervorhof? Der U-Punkt an der Harnröhre oder der Vagina-Eingang? Welche Reihenfolge, welche Intensität braucht es?

Sprachlosigkeit im Bett sorgt für Machtlosigkeit zwischen den Laken. Und machtlos wollen wir Frauen schließlich nicht mehr sein.

Gehe spielerisch damit um. Kinder fallen hin und stehen wieder auf. So lernen sie laufen. Selbstbefriedigung geht genauso. Ausprobieren, Fehler machen, weiter fummeln. Raus aus dem Kopf, rein in den Körper. Yoga, Sport, Tanzen, ein Bad, eine Massage, alles, was die To-do-Listen im Kopf stoppt.

Schau dich im Spiegel an und lobe dich selbst. Deine Rundungen, deine Fülle, deine Haut. Achte auf das, was du an dir liebst. Mit der Zeit wird dir immer mehr auffallen, was du an dir sexy findest.

Nimm dir Zeit. Selbstbefriedigung ist Quality Time mit

dir selbst. Sie stärkt deine Beziehung zu dir und deine Eigenliebe. Manchmal kommt es zum Orgasmus, manchmal fühlt es sich aber auch einfach nur schön an.

Sinnlichkeit aufbauen. Musik, Düfte, tiefes Atmen ins Becken und ausführliches Streicheln. Beginne außen (Ellenbeugen, Dekolleté, Bauch, Innenschenkel), wenn du dich wohlig in deiner Haut fühlst, Lust bekommst, dann ist es Zeit, deiner Happy Vagina Hallo zu sagen. Lieber streicheln, zupfen, kreisen oder drücken? Probier es aus! Wird's mit Ölen oder Gleitmittel besser? Fühlen sich enthaarte Lippen oder Naturflaum besser an? Teste es! Werde zur Expertin deiner Lust.

Eine Inspirationsquelle kann OMGYes sein. Die Selbstbefriedigungs-App wurde durch Emma Watson bekannt.

»Die Mitgliedschaft ist teuer, aber es lohnt sich«, sagt die berühmte Schauspielerin auf YouTube. Kein Wunder, denn bei der Orgasmus-App zeigen Frauen anschaulich ihre liebsten Solosex-Moves, sodass man sie easy nachmachen kann.

Welche Fantasie löst in deinem Kopf den Turbo-Boost aus?

Zum Glück ist die Sexindustrie längst nicht mehr ein *Menonly-Business.* Produzentin Erika Lust macht geile Pornos für Frauen. Von sinnlich bis Gangbang ist alles dabei. Dabei stets ästhetisch und authentisch mit glaubwürdigen Plots und Darsteller*innen. Wer lieber zuhört, dem sei Femtasy empfohlen. Hier gibt es erotische Hörspiele. Saftig erzählt, bringen sie einen schnell auf Touren.

Frauen benutzen (im Gegensatz zu Männern) häufig Sextoys beim Liebesspiel mit ihrem Partner. Grund dafür ist, dass es dann schneller zur Sache geht. Ohne Dildo, Vibrator oder Womanizer würde es viel länger dauern.

Und da sind wir bei meinem wichtigsten Tipp: Liebe Frauen, grämt euch nicht, wenn ihr beim Sex länger braucht als eure Kerle. Nehmt euch Zeit, seid die Königin, lasst die Göttin raus und euch verwöhnen. Sagt ihm, was ihr wollt und wie ihr es wollt. Denn viele Männer sind nur allzu gern unsere Erfüllungsgehilfen der Lust – man muss sie nur lassen – und ihnen genau sagen, wie.

EI, EI, EI

Ob ich ein Yoni-Ei testen möchte, fragt mich Violeta Labella von »Yoni Egg Rocks« in einer E-Mail. Sie hat einen exklusiven Yoni-Ei-Shop gegründet, verkauft die Yoni-Eier online und ist ein Fan von »Happy Vagina«. Dass Violeta mich fragt, ist ein gutes Beispiel meines neuen Flows, denn gerade lese ich »Entdecke das Geheimnis deiner Weiblichkeit – Die erstaunliche Kraft der Yoni-Eier« von Lilou Macé. Die französisch-amerikanische Autorin ist ein »Fünfzehn-Millionen-YouTube-Phänomen«. Sie reist um die Welt und führt Interviews mit spirituellen Lehrer*innen, Forscher*innen und Visionäre*innen. Dabei hat sie auch die Yoni-Eier für sich entdeckt und ihnen ein ganzes Buch gewidmet.

Die Geschichte der Yoni-Eier geht 2000 Jahre zurück ins frühkaiserliche China.

»In alter Zeit war die Technik der Königin vorbehalten,

der Prinzessin und den Konkubinen«, schreibt Macé. Tao-Meister lehrten damals die »Kunst des Schlafzimmers«. Hunderte Konkubinen wurden mit den Geheimnissen der Yoni-Eier vertraut gemacht.

»Um die Kraft ihrer Geschlechtsorgane zu stärken, ihre Jugend und Vitalität zu bewahren und dem Kaiser göttliche Liebeserlebnisse zu schenken«, so Macé. Natürlich war die Technik – wie Frau die Kontraktion der Vagina kontrollieren kann – vor allem für die Erregung und Anregung der Lebenskraft des Kaisers gut. Doch auch die Konkubinen kamen dadurch zu viel Genuss und Kraft. Wegen dieses Erfolgsrezepts wurde wohl auch das Wissen um die Magie der Yoni-Eier überliefert und weiterentwickelt.

Frauen seien heute glücklicherweise keinem Kaiser mehr verpflichtet, weshalb wir diese Praxis für uns selbst verwenden könnten, freut sich Macé.

Auch mich interessieren diese Yoni-Eier sehr, denn die Halbedelsteine in verschiedenen Farben sollen helfen, den Schoßraum zu heilen, und außerdem trainieren sie den Beckenboden – was zu mehr Lustempfinden führen soll.

»Das urinogenitale System und die Beckenbodenmuskeln unterstützen die Sexualorgane. Die Benutzung des Yoni-Eis hilft, diese allesamt zu stärken«, erklärt mir Violetta.

»Eine höhere Empfindlichkeit erlaubt es dir dann, diesen Teil deines Körpers besser wahrzunehmen. Wie wir wissen, gibt es mehr als nur den G-Punkt. So viele sensitive Punkte im Vaginalkanal werden sanft vom Yoni-Ei geweckt.«

Ich überlege also nicht lange und bestelle bei Violetta. Sie bittet mich, ein E-Mail-Formular auszufüllen. Anhand der Antworten sucht sie dann – ihrer Intuition und ihren Fähigkeiten als Therapeutin und Steinkennerin folgend – das richtige Ei für mich aus. In meinem Fall ist es der Rote Jaspis.

»Es hat aber kein Loch«, mailt sie mir noch. Schnell gegoogelt, und schon weiß ich mehr: In die meisten Yoni-Eier ist ein Kanal eingearbeitet, um Zahnseide als Rückholfaden (wie beim Tampon) einzufädeln (aber bitte kein Menthol). Passt. Ich bin ohnehin kein Fan von Rückholfäden. Violetta hängt mir außerdem einen Leitfaden an, wie sich das Ei auch ohne Hilfsmittel wieder rausholen lässt.

»Das Ei meldet sich, wenn es rauswill«, schreibt sie noch. Ich weiß nicht, was sie damit meint, bin aber gespannt. Als das Yoni-Ei schließlich mit der Post kommt, staune ich. Es ist viel kleiner, als ich dachte, und auch viel leichter. Im Schoß schmiegt es sich an, als ob es, weich gebettet, endlich zu Hause wäre. Zur Sicherheit beginne ich abends, um meinen Beckenboden nicht zu überfordern (und mich auch nicht). Am nächsten Tag habe ich das Ei schon vergessen – bis ich auf der Toilette sitze. Es macht einen ungeheuren Krach, als der Halbedelstein ins Klobecken fällt. Ich erinnere mich an Violettas rätselhafte Worte … Alles klar, das Ei hat sich offenbar gemeldet. Mit einer Sturzgeburt hatte ich irgendwie nicht gerechnet, sonst hätte ich die Hand druntergehalten. Beherzt krempele ich den Pyjamaärmel hoch und fische das gute Stück heraus. Peinlich, peinlich.

Wie gut, dass Violetta mir auch gleich noch Tipps zur Reinigung gegeben hat.

ANFASSEN FÜR FORTGESCHRITTENE: DIE GEHEIMEN LUSTZENTREN DES WEIBLICHEN KÖRPERS

Wissenschaftler dozieren seit jeher über die weibliche Intimzone – und vergessen dabei die Hälfte. In zahlreichen Anatomiebüchern ist die Klitoris viel zu klein dargestellt, oder es werden die vierzig Drüsen zum Ejakulieren unterschlagen, die Dr. Laura Méritt, Autorin und Aktivistin des sexpositiven Feminismus, erforscht hat. Mit dem Ergebnis, dass Frauen oft keine Ahnung vom Potenzial und vor allem von der Potenz ihres Geschlechts haben. (Und auch nicht die Männer.)

Daher folgt nun alles, was ich über den A-Punkt, den U-Punkt und die CUV-Zone gelernt habe.

Zwei *Deep Spots* oder vom A-Punkt bis zum Ohhhh!

Die folgenden beiden *Deep Spots* sorgen verlässlich für Megasmen, also Orgasmen, bei denen einem Hören und Sehen vergeht.

Die Abkürzung des ersten *Deep Spots,* A-Punkt, steht für die englische Bezeichnung *Anterior Fornix Erogenous Zone.* Entdeckt wurde dieses Lustzentrum von dem aus Malaysia stammenden Gynäkologen Chua Chee Ann.

Es ist jedoch nicht leicht zu finden. Der A-Punkt liegt versteckt im Inneren der Vagina. Man wandert vom G-Punkt weiter an der Scheidenwand hinauf bis zur Gebärmutter, wo er sich in der Grube zwischen Gebärmuttermund und Vaginalwand befindet. Wegen seiner tiefen Lage wird er eben *Deep Spot* genannt. Frau selbst kann den erogenen Punkt nur mit einem Vibrator oder Dildo erreichen. Durch den oder die Partner*in ist er auch mit dem Mittelfinger erregbar.

Einmal gefunden, einfach mit sanftem, gleichmäßigem Druck und der »Komm-her-Bewegung« mit dem Mittelfinger stimulieren, bis sich der Mega-Orgasmus aufbaut.

Der zweite *Deep Spot* hat keinen »Spitznamen«, es ist der Posterior Fornix. Während sich der A-Punkt sozusagen zwischen Bauchdecke und Gebärmutterhals (Zervix) befindet, liegt der »P-Punkt« zwischen Gebärmutter und Rücken, also auf der Rückseite der Zervix. Auch bei seiner Stimulierung sind intensive Orgasmen garantiert.

Der U-Punkt

Ein noch etwas geheimer Hotspot der Lust ist der U-Punkt. Er leitet sich vom medizinischen Fachbegriff für Harnröhre ab: **U**rethra. Man findet ihn zwischen Kitzler und Vagina-Eingang. Der U-Punkt ist, genauer gesagt, ein Schwellgewebe rund um den kleinen Harnröhreneingang. Dort gibt es zahllose Nervenenden, die sehr sensibel und daher stark erregbar sind. Sanftes Streicheln (mit dem feuchten Finger), leichter Druck, kreisende Bewegungen oder Lecken mit der Zunge sorgen hier für ein Hochgefühl.

Die G-Zone

Der G-Punkt ist eigentlich eine rund sieben bis zehn Zentimeter lange Fläche in der Vagina. Wird der Finger in Richtung Bauchdecke eingeführt, lässt sich das geriffelte Gewebe sofort erspüren. Innerhalb dieser Zone befindet sich auch der sagenumwobene G-Punkt, der nach dem deutschen Gynäkologen Ernst Gräfenberg benannt ist. Obwohl er der Namensgeber dieses ganz speziellen Punktes ist, sprach auch Gräfenberg stets von einer »Zone«. 1950 bezeichnete er seine Entdeckung als »erogene Zone in der vorderen Vaginalwand, entlang der Harnröhre, die bei sexueller Stimulation anschwillt«.

Die tatsächliche Existenz des G-Punktes ist wissenschaftlich noch umstritten. Wahrscheinlich, weil nicht jede Frau gleichermaßen abgeht bei seiner Stimulation. Trotzdem wird der Lust-Hotspot weiterhin fleißig gesucht, denn die Erregung des G-Punktes versetzt manche Frau in so starke Ekstase, dass es zum Squirting kommt.

Die weibliche Prostata

Frauen haben eine Prostata? Tatsächlich ist bisher über die weibliche Prostata wenig bekannt. Dank der Arbeit von Frauen wie Dr. Laura Méritt weiß man zumindest, dass es sich um ein Schwellgewebe handelt, das bei der Harnröhrenöffnung beginnt und sich rund um die Harnröhre bis tief in die Vagina hinein erstreckt. Es besteht aus bis zu vierzig Drüsen, die Flüssigkeit produzieren (wie viel, ist leider noch nicht erforscht).

Wenn die Frau erregt und feucht wird, strömt das »Weiberwasser« aus diesen Drüsen in die Vagina und macht sie *feucht und juicy,* damit es beim Sex zu keiner Verletzung kommt. Laut Méritt belegen neuere Studien, dass die weibliche Ejakulation helfen könne, Blasenentzündungen und andere bakterielle Infektionen zu vermeiden.

Diese Drüsen sind aber auch für das weibliche Ejakulieren zuständig.

Und wie squirtet Frau nun?

Am besten geht das über die Stimulation der G-Zone. Da diese aber, wie oben erwähnt, mit dem Prostataschwellgewebe verbunden ist, stellt sich häufig ein Pinkelreiz während der Stimulation ein. Lernt die Frau, den zu kontrollieren und trotzdem loszulassen, kann es laut Méritt zum Squirting kommen.

»Prinzipiell können alle Frauen ejakulieren«, sagt sie.

Die CUV-Zone

Das italienische Forscherteam der Universität Tor Vergata in Rom hatte 2014 eigentlich vor, Fragen rund um den G-Punkt zu erforschen. Quasi zufällig entdeckten die Wissenschaftler*innen dabei ein Lustzentrum der Frau: Die sogenannte CUV-Zone (clitourethrovaginal complex) umfasst gleich drei Regionen: die Klitoris (engl. *clitoris),* die Harnröhre (engl. *urethra)* und die Scheidenwand (engl. *vaginal wall).* Da alle drei Bereiche stark mit Nerven und Blutgefäßen durchzogen sind, kann eine Stimulierung zum Orgasmus führen.

Wichtig dabei ist jedoch, dass mindestens zwei der drei Bereiche gleichzeitig erregt werden. Die CUV-Zone wird nämlich erst durch das Zusammenspiel stimuliert. Man erregt also den Kitzler und den U-Punkt gleichzeitig oder den U-Punkt und die Scheidenwand. Das Wechselspiel der erogenen Zonen löst den Orgasmus aus. Der Vorteil der CUV-Zone:

Man muss nicht den G-Punkt wie die oft beschriebene Nadel im Heuhaufen suchen, sondern kann die Scheidenwand und den Kitzler stimulieren und steigert so die Wahrscheinlichkeit auf einen Höhepunkt.

LUST ENTSTEHT IM KOPF: DAS WEIBLICHE GEHIRN

Für mich immer wieder erstaunlich, doch die größte erogene Zone ist – das Gehirn. Und dabei ist das nicht nur eine alte Binsenwahrheit, sondern viel treffender, als den meisten Frauen bewusst ist. Es geht dabei nicht um Pornos oder andere visuelle Reize, sondern tatsächlich um chemische Prozesse im Kopf. Die Wissenschaft versucht schon lange herauszufinden, wie weibliche Lust und weiblicher Orgasmus funktionieren. Wie sie entstehen, was sie befeuert und was sie hemmt. Erst die Magnetresonanztomographie (MRT) gibt Antworten. Und zwar mehr, als manchen Männern lieb ist.

»Bei der Frau beginnt die sexuelle Erregung paradoxerweise damit, dass im Gehirn etwas abgeschaltet wird«, erklärt Neurobiologin Louann Brizendine. Die US-amerikanische Ärztin hat sich wie keine andere mit dem Gehirn beschäftigt. In ihrem Buch *Das weibliche Gehirn* erklärt sie anschaulich, was im Kopf einer Frau beim Sex passiert – und was das mit ihrer Lust macht.

Stichwort »Abschalten«. Die Amygdala, das Angstzentrum des Gehirns, muss deaktiviert sein, damit Frau überhaupt Lust empfinden kann. Hat man also Geldsorgen, Probleme mit dem pubertierenden Sohn oder Stress mit dem Vorgesetzten, arbeitet die Amygdala auf Hochtouren – die Erregung hat dann keine Chance, für schöne Schäferstündchen zu sorgen. Erst einmal muss die Amygdala in den Pausenraum geschickt werden, damit die Verführerin die Bühne betreten kann. Dieser Abschaltprozess sei auch der Grund dafür, dass es bei Frauen drei- bis zehnmal länger dauere, zum Orgasmus zu kommen, als bei ihren Partnern, so Brizendine.

Das Angstzentrum im Kopf ist sehr wachsam und springt beim kleinsten Hinweis auf Gefahr (wieder) an. Mundgeruch? Eine ungeschickte Bewegung des Partners? Schmerzen beim Sex?

Schwupps, ist das Hirnareal aktiviert und scannt die Umgebung.

Doch auch unschöne Erfahrungen in der Kindheit und Pubertät machen es der Amygdala schwer zu entspannen. Immerhin vier von zehn Mädchen sammeln in ihrer Kindheit und Jugend, laut Brizendine, schlechte sexuelle Erlebnisse, da fällt es dem Gehirn der später erwachsenen Frau schwer, beim Sex loszulassen.

Noch mehr Lustkiller

Wird die Stimulation zu früh unterbrochen, die Klitoris nicht richtig oder ausreichend verwöhnt oder kommt der Mann früher und ist der Geschlechtsverkehr damit vorbei, bleibt das *Big Oh!* aus.

Es gibt aber auch noch andere Gründe. Einer kann sein, dass nicht genug Nervenenden sensibilisiert sind. Die Klitoris hat 9000 Nervenenden, eine Fingerkuppe zum Vergleich nur 700 Berührungsrezeptoren. Unser Schoß müsste also total empfindsam sein. Trotzdem fühlen einige Frauen im Intimbereich nicht genug, um erregt zu werden. Wie vorhin schon erwähnt, hilft hierbei, die Sache selbst in die Hand zu nehmen. Mit jeder Berührung der Intimzone baut das Gehirn neue Nervenverbindungen auf und haucht dem Schoß so immer mehr Leben ein, was wiederum die Orgasmusfähigkeit steigert.

WO IST DIESE PAUSETASTE, BITTE SCHÖN?

»Loslassen« ist also das große Stichwort. Man kennt das: Im Urlaub flammt die Lust auf, und der gemeinsame Sex erlebt Hochkonjunktur. Doch nicht in erster Linie Palmen, Strand und Sonne sorgen für das Hoch im Bett, sondern die gechillte Amygdala. Die Alltagssorgen sind schließlich daheim geblieben, und das Angstzentrum ist im Dämmerschlaf.

Doch auch trotz Meetingwahnsinns, Haushalts und Überstunden kann man dafür sorgen, dass das Angstzentrum eine Pause einlegt. Frauen, die sich begehrt und angebetet fühlen, haben zum Beispiel mehr Lust. Daher funktioniert ein Dinnerdate oder ein Blumenbouquet als »Vorspiel« auch so ausgezeichnet. Seinem Partner zu vertrauen, sich geborgen und sicher zu fühlen, steigert ebenfalls die Lust. Darum kann uns auch ein tiefsinniges Gespräch oder eine innige Umarmung in Wallung bringen.

Wenn Frau sich also entspannt, zeigt das bildgebenden

MRT-Verfahren folgendes: Je weniger die Gehirnareale für Sorgen und Ängste arbeiten müssen, desto mehr nimmt die Tätigkeit im Areal für die Empfindlichkeit von Brust und Geschlechtsorganen zu: Man wird empfänglich für seine oder ihre Berührungen, spürt seine Lust, und das Tête-à-Tête kann beginnen. Kuscheln, Knutschen, Streicheln, Stöhnen … Ja! Mehr! Jetzt! Kurz vor dem Orgasmus stellt die Amygdala ihre Arbeit sogar völlig ein. AAAAAAHHHHHHH!

Witzigerweise hat eine Studie der Universität Groningen ergeben, dass warme Füße für Frauen ein Booster sind, um in Stimmung zu kommen. Die Forscher*innen um Professor Gert Holstege kamen zu folgendem Ergebnis: Mit Socken kamen achtzig Prozent der Teilnehmerinnen zum Orgasmus, ohne Socken lediglich fünfzig Prozent! Die Erklärung: Mit warmen Füßen weiten sich die Blutgefäße, und das fördert die Durchblutung. Ein Hoch also auf dicke Kuschelsocken im Bett!!!

Die Erregung bei der Frau erfolgt über die Nervenbahnen. Die Klitoris hat also 9000 Nervenenden (übrigens doppelt so viele wie der Penis), die unmittelbar zum Lustzentrum im weiblichen Gehirn führen und für den Big Bang sorgen. Sie ist also der Turbo-Booster für Orgasmen. Die Klitoris ist übrigens das einzige Organ, das nur dem Lustgewinn dient.

Gut zu wissen: Genauso wenig wie das weibliche Gehirn mit dem männlichen vergleichbar ist (allein unser Kommunikationsareal ist zweieinhalbmal größer als seines), ist die Klitoris ein »kleiner Penis«! Sie ist viel mehr. Sie ist Teil einer riesigen, erregbaren Zone, die sowohl die äußere Vagina, das Gewebe um die Harnröhre, die gesamte innere Vulva als auch den Gebärmutterhals umfasst. Der gesamte Schoßraum ist hochstimulativ und sorgt für Lust und Orgasmen. Wird etwa die Klitoris, die Vagina oder die Brust stimuliert, startet das Gehirn ein elektrochemisches Feuerwerk: Zuerst kommt eine Welle von Impulsen, dann werden Wohlfühlsubstanzen wie Dopamin, Oxytocin und Endorphine ausgeschüttet – bis der Orgasmus erfolgt.

Ist man also beruflich und privat stark belastet, sind die Schaltkreise im Gehirn so aktiv, dass die sexuelle Lust beeinträchtigt wird. Damit *das Gehirn* zum Sex bereit ist, ist ist es also unabdingbar, für eine entspannte Stimmung zu sorgen.

ES GIBT NOCH EIN VERNACHLÄSSIGTES LUSTORGAN: DIE ZERVIX

»Gebärmutterhals« klingt erst einmal nach Geburt oder Abstrich. Niemals hätte ich dabei an Lust oder krasse Orgasmen gedacht. So wie mir scheint es vielen Frauen zu gehen, weshalb die vorhin bereits erwähnte Australierin Olivia Bryant auch ein 21-Tage-Webinar ins Leben gerufen hat. Bei »Self:Cervix« kommen Frauen wieder in Kontakt mit ihrem inneren Lustorgan. Und weit darüber hinaus. Denn der Zervix, wie der Gebärmutterhals auch heißt, wird große Macht nachgesagt: Sie sei der Sitz der inneren Stimme, der Kundalini-Energie und der Kreativität.

Das Onlineseminar geht also über drei Wochen. Ich versuche, mir so viel Zeit wie möglich freizuschaufeln, um in Ruhe die Videos zu schauen und möglichst allein zu Hause die Übungen zu machen. Gar nicht so leicht mit Mann und Kind. Die erste Woche schaue ich jede Menge Videos, die Wissen über die Zervix vermitteln. Außerdem werden grundsätzliche Fragen beantworten: Wie ist die Anatomie? Warum kann der Gebärmutterhals taub sein, und was kann man dagegen unternehmen? Welche Dildos eignen sich, um den Gebärmutterhals zu stimulieren?

In der zweiten Woche geht es dann um die Anwendung. Wieder gibt es zahlreiche Videos zu sehen, in denen erklärt wird, wie jede Frau mit ihrem Körper, ihrer Vagina und ihrem Gebärmutterhals in Kontakt kommen kann. Dann folgen die ersten Übungen. Allem voran sollen wir fühlen, ob unser Körper für die Berührung bereit ist. Wenn wir ein Nein in uns spüren, sei das bindend. Ich empfinde das als eine ganz neue Herangehensweise, die auch geübt sein will, um wirklich in sich hineinzuhören. Und tatsächlich: Ganz oft bleibt mein Schoß selbst für mich verschlossen. So geht jede Teilnehmerin also in ihrem ganz persönlichen Tempo vor. Nicht jede Frau traut sich sofort, ihren Gebärmutterhals zu berühren. In der geschlossenen Facebookgruppe berichten einige Teilnehmerinnen erschrocken vom ersten Kontakt mit ihrem Gebärmutterhals, der sich wie ein kleiner Doughnut anfühle.

In der dritten und letzten Woche geht es dann um Lust und Liebe, aber auch um Ermächtigung.

Selbst Wissenschaftler*innen sind heute noch der Auffassung, dass die Zervix unempfindlich sei. Das ist jedoch grundlegend falsch, ganz im Gegenteil: Der Gebärmutterhals ist *hoch*empfindsam, schließlich ist er gleich mit drei Nervensträngen verbunden – die Klitoris im Gegensatz dazu nur mit einem Nervenstrang. Einige Frauen beschreiben den Gebärmutterhals sogar als »zweite Klitoris im Körperinneren«, erzählt mir Bryant.

Leider gibt es bisher keine wissenschaftlichen Studien darüber, warum manche Frauen sehr viel am Gebärmutterhals fühlen und andere wiederum gar keine Empfindungen zu haben scheinen. Vielleicht mal eine Studienidee für das Gesundheitsministerium?

In unserer Facebookgruppe tausche ich mich intensiv mit den anderen Teilnehmerinnen aus. Einige erzählen von Traumata, die hochkämen, andere haben Kreativitätsschübe und fangen nach Jahrzehnten wieder an zu malen. Manch eine entdeckt plötzlich Solosex für sich, eine andere ist frustriert, weil sie immer nur ein Nein von ihrem Schoß kassiert.

Auch Olivia Bryant ist Teil der Gruppe und partizipiert: »Wir sind alle Expertinnen für unsere eigenen Körper. Ich sage von daher keiner, was sie zu tun hat. Ich gebe einen Impuls, und andere helfen wiederum mir. Wir lassen alle unsere Masken und Rollen fallen und zeigen uns in unserer Verletzlichkeit«, erklärt sie zu ihrem Prinzip.

Für die Gründerin von »Self:Cervix« ist die Zervix vor allem eine Quelle der Lust.

»Frauen berichten von anderen Bewusstseinszuständen durch Gebärmutterhalsorgasmen. Wir wissen leider noch nicht, warum das so ist. Es scheint dabei aber körpereigenes DMT (Dimethyltryptamin) ausgeschüttet zu werden, die halluzinogene und bewusstseinserweiternde Substanz, die in Ayahuasca-Zeremonien verwendet wird. Außerdem wird die Zervix auch als Sitz der Kundalini-Energie beschrieben«, erinnert uns Bryant. In der Gruppe erzählen Frauen, die schon länger an dem Webinar teilnehmen, nicht nur von mehr Lustgewinn, sondern auch, dass sie geerdeter seien, seitdem sie sich mehr auf ihren Gebärmutterhals konzentrierten.

Ich kann das nur bestätigen. Zweimal nehme ich an dem Webinar teil, was bei mir zu einer Verstärkung meiner inneren Stimme führt. Seitdem treffe ich Entscheidungen klar aus dem Bauch heraus. Etwa, im Business neue Wege zu gehen und mehr meinem Herzen zu folgen.

»Ein erwachter Gebärmutterhals führt zu einem höheren Level an Authentizität und persönlicher Ermächtigung«, bestätigt mir Olivia Bryant.

Doch sich mit seiner Zervix auseinanderzusetzen ist ein Prozess, der einiges an Geduld erfordert. Bryant gesteht, dass sie vier Anläufe gebraucht hätte, »was sehr frustrierend war. Beim zweiten Durchgang hatte ich am Ende endlich eine Empfindung im Gebärmutterhals. Beim vierten dann meinen ersten *orgasmic state,* das war unglaublich.«

Nach beiden Kursen fühle ich mich zwar verbundener mit meiner Gebärmutter, doch sie ist weder erweckt noch habe ich die Höhen an Lust erlebt. Ich habe den Verdacht, dass auch mein Gebärmutterhals taub sein könnte. In den Videos während des Seminars fiel immer wieder ein Name: Silja Rehfeldt. *Klingt deutsch,* denke ich, und google sie. Und tatsächlich arbeitet und lebt die Zervixexpertin in Berlin. Silja Rehfeldt ist seit zwanzig Jahren als körperorientierte Prozessarbeiterin tätig und unterrichtet *Tantric Science* an der holländischen Rasayana Tantra Academy.

Meine Neugier ist geweckt. Rehfeldt bietet nämlich das sogenannte *De-Armouring* an, von dem mir schon Aleksandra Veronika so viel erzählt hat. Eine Entpanzerung der Intimzone. Eine Enttraumatisierung, sodass wieder mehr Energie und mehr Lust fließen können. *Nachdem ich schon die Tantramassage gemacht habe, kann mich nichts mehr schocken,* denke ich. Und mache einen Termin. Schließlich ist die Zervix das einzige Organ, das mit drei Hauptnerven mit dem Gehirn verbunden ist, was Mega-Orgasmen ermöglichen soll.

Silja Rehfeldt empfängt mich in ihrer Praxis in Berlin-Friedrichshain. Mit ihren wilden blonden Locken und ihrer offenen Art nimmt sie mir sofort meine Beklemmung. Nach einem langen Gespräch geht es los. Zuerst wird der Po massiert.

»Das ist der Muskel der Seele«, erklärt sie mir dabei. Und dass es sehr schmerzvoll sein könne, denn »Scham und Schuld sitzen hier«. Rehfeldt erklärt, dass sie erst die gröbsten Verspannungen im Körper lösen müsse. So kümmert sie sich anschließend auch nicht um meinen Intimbereich, sondern um – den Kiefer. Die Lockerung der Gesichtsmuskulatur sei immens wichtig, da sie in Verbindung mit dem Beckenboden stünde, so Rehfeldt.

»Wer oben verspannt ist, ist es unten auch.«

Danach massiert sie mich rund um das Brustbein und das Zwerchfell. Vor Schmerz kann ich kaum noch atmen. Silja Rehfeldt bearbeitet meinen Vagusnerv. Der zehnte Gehirnnerv verläuft vom Kopf am Hals entlang durch den Brustkorb zum Herzen, von dort weiter in den Bauch zu den Verdauungsorganen. Als größter Nerv des Parasympathikus ist er für die Entspannung zuständig. Außerdem ist er mit der Gebärmutter verbunden, und von daher gilt: Ist der Vagusnerv angespannt, kann man sich beim Sex – oder beim Zervix-*De-Armouring* – nicht entspannen. Danach widmet sich Rehfeldt noch meinem Schambeinknochen. Auch hier viel Pein.

»Das kommt von den abgefangenen Stößen beim Geschlechtsverkehr«, erklärt sie ruhig, während sie die brennenden Knötchen massiert.

Danach ist es so weit.

Rehfeldt fragt nun, ob man bereit sei. Sie zieht Handschuhe an und massiert erst mal die Vulva, dann dringt sie vorsichtig ein. Bei schmerzenden und brennenden Stellen möchte sie, dass man den Schmerz gegen ihren Finger drückt. So kann sie Traumata und Taubheit lösen. Viele Frauen berichten nach dem Zervix-*De-Armouring* nicht nur von mehr Lust, sondern auch von weniger körperlichen Schmerzen. Schließlich liegen im Unterleib nicht nur die Sexualorgane, sondern auch die untere Wirbelsäule, Bänder, Muskeln und die drei Beckenböden. Klar, dass jede Verspannung hier eine Kettenreaktion nach sich zieht.

Am Ende widmet sich Rehfeldt der Zervix. Mit kräftigen Bewegungen massiert sie den großen Muskel, reibt die Oberfläche und knetet die Muskulatur. Das kann schmerzhaft sein, aber auch lustvoll. Einige Frauen berichten von fantastischen Orgasmen während der Behandlung.

Nach drei Stunden ist die Sitzung vorbei. Das Ergebnis ist überraschend: nach einigen Tagen weniger Rücken- und Schulterschmerzen. Ich bin insgesamt viel gelassener und weniger ängstlich. Offensichtlich war mein Vagusnerv sehr angespannt, also aktiv, weshalb ich nicht entspannen konnte.

Und der Sex? Ist deutlich lustvoller geworden, und die Orgasmusqualität hat sich verändert. Mehr Ohs!, die länger anhalten und sich ins Unendliche auszuweiten scheinen.

»Das sind vaginale Orgasmen«, erklärt Silja Rehfeldt auf Nachfrage.

Die zum Teil schmerzhafte und anstrengende Behandlung, das *De-Armouring*, hat sich gelohnt: Neue Wow-Empfindungen und vaginale Orgasmen lassen mich nun voll auf meine Kosten kommen.

VON DER KUNST, SICH SELBST ZU LIEBEN

Ich habe viel über Sex, den weiblichen Körper und sexuelle Erfahrungen geschrieben. Über das Patriarchat genauso wie über *sex worth wanting*, das Gehirn und den Zyklus. Doch auf meiner Reise ist mir noch etwas sehr klar geworden: Guter Sex hat viel mit einem guten Selbstwert zu tun.

Um lieben zu können, muss man sich erst einmal selbst lieben. Nach der Geburt ist das für mich nicht so einfach. Die Kaiserschnittnarbe, der Blähbauch, fünfzehn Kilo mehr auf den Rippen, Speckrollen am Rücken und Wackeloberarme. Ich will eine bessere Version von mir selbst sein – und arbeite hart dafür. Morgens lege ich bereits eine Hand auf das Schambein und die andere aufs Herz, denn das regt den Energiefluss an, damit das Qi besser durch meinen müden Körper zirkulieren kann. Gleich nach dem Aufstehen trinke ich Zitronenwasser, das bringt die Entgiftung der Leber in Schwung. Während das Töchterchen ihr Müsli mampft, presse ich frischen Selleriesaft (gut für den Darm). Später gibt es noch eine Bürstenmassage vorm Duschen, die den Lymphfluss anregt, und am Ende kaltes Wasser. Danach bin ich frisch, wach und gereinigt – aber auch gestresst.

Schließlich gibt so viel zu tun, um Körper, Geist, Seele und, nicht zu vergessen, das Karma in Einklang zu bringen.

Das neue Schwarz heißt *personal growth.* Für viele hat der Wunsch nach Erleuchtung das Streben nach Geld, Geilheit und Gütern ersetzt. So stehen Meditation, Kundalini-

Yoga, Chanten, aber auch Spirulina, vegane Kost und Goldene Milch hoch im Kurs. Der Optimierungswahn greift um sich – und hat auch mich voll im Griff. Bevor ich etwas tue, denke ich darüber nach, wie ich es *gesünder* machen kann. Zum Mittagessen nichts trinken! Gut kauen! Gesund essen! Erschrocken stelle ich fest, dass ich getrieben bin vom Verbessern meines Selbst. Doch trotz Blutgruppen-Paleo-Clean-Eating-Diät wird der Blähbauch nicht weniger, trotz Algentabletten und Kurkuma-Latte bleibe ich müde, und selbst Karma-Coaching kann mich nicht von meinen Existenzängsten befreien.

Und jetzt?

Ich merke, dass ich der Illusion erlegen bin, dass ich mit viel Fleiß eine bessere Version von mir erschaffen könnte. Ich arbeite hart an mir – und bin damit so weit weg von mir, wie ich nur sein kann.

Glück erarbeitet man sich nicht, Glück stellt sich ein.

Und zwar dann, wenn man nicht mehr gegen sich kämpft, sondern sich akzeptiert und liebt.

Taryn Brumfitt erging es wohl ähnlich wie mir. Die Australierin war nach drei Geburten unglücklich mit ihrem Körper. Kurzentschlossen startete die Fotografin ein intensives Fitness- und Aufbauprogramm – und nahm schließlich erfolgreich an einem Schönheitswettbewerb teil. Obwohl ihr Körper nun schlank und durchtrainiert war und sie viel Lob für ihn bekam, war sie nicht happy. Sie hatte so viel Zeit mit dem Training im Fitnessstudio verbracht, dass sie kaum Zeit für ihre Kids, ihren Mann, ihre Freunde und ihre Hobbys gehabt hatte. Sie hatte also zwar den Body, den sie sich gewünscht hatte, doch der Preis dafür war ihr zu hoch. Daher traf sie eine Entscheidung, die ihr Leben komplett verändern sollte. Sie entschied sich: Sie würde ihren Körper lieben, so wie er ist, und mit ihm ein glückliches Leben führen. So postete sie schließlich ein etwas anderes Vorher-nachher-Bild: vorher die schlanke Taryn mit Sixpack. Nachher: eine glücklich strahlende Taryn mit Speckrolle. Die Bilder gingen viral, erreichten Millionen Menschen und während Taryn tagsüber in Talkshows saß, las sie nachts Tausende E-Mails und Kommentare von Frauen, die ihren Körper hassten. Sie wollte das ändern, wollte helfen. Kurzentschlossen gründete sie »Body Image Movement« und startete ein Crowdfunding für ihren Dokumentarfilm *Embrace*, in dem sie über über das schlechte Körperbild vieler Frauen berichten wollte.

Der deutschen Schauspielerin Nora Tschirner ist das Thema »Body Positivity« offenbar auch sehr wichtig, denn sie hat den Film nicht nur finanziell stark unterstützt.

»Ich habe bei Kickstarter overperformed«, sagte sie grinsend beim Interview mit Taryn Brumfitt und mir in Berlin. Ihre gespendete Summe war so hoch, dass es Brumfitt auffiel.

»Ich habe sie gegoogelt – und gesehen, was für ein Kaliber sie ist«, fügt Brumfitt hinzu.

Kurzum: Nora wurde Co-Produzentin, Mitstreiterin und Freundin.

Was sie dazu bewegt hat, sich bei *Embrace* so sehr zu engagieren? Tschirner hatte sich vorher schon mit dem Thema beschäftigt, »vor allem mit Müttern, die sich während oder nach der Schwangerschaft nur noch mit der Optimierung ihres Körpers beschäftigt haben. Die Initialzündung, mich mit diesem Thema zu beschäftigen, lag also in meinem Umfeld. In der Schauspielszene, aber auch im Freundeskreis.«

»Wir denken so viel über unseren Körper nach, dass wir zu nichts anderem kommen«, sagt Brumfitt.

Die Gedanken der Frauen kreisen so sehr um Essen, Körper und Außenwahrnehmung, dass tatsächlich nur noch wenig Platz für anderes bleibt.

»Wenn wir das zur Seite schieben, dann haben wir wieder die Kraft, die Welt zu verändern«, sagt Brumfitt.

Der Dokumentarfilm *Embrace* könnte zu solch einem Richtungswechsel verhelfen, denn er zeigt und begleitet Frauen, die Frieden mit ihrem Körper geschlossen haben.

Und wie finden meine beiden Interviewpartnerinnen eigentlich ihren eigenen Körper? Ich bin erstaunt, dass auf diese Frage erst einmal Schweigen herrscht. Ich kann regelrecht sehen, wie die beiden Frauen die Frage gar nicht verstehen, es gibt in ihnen kein Echo dazu.

»Keine Ahnung«, sagt Tschirner dann, »wenn ich jetzt in meinen Körper hineinhöre, dann braucht er Schlaf und hat zu viel Koffein.«

Und Brumfitt: »Mein Körper ist nur ein Vehikel, das mir hilft, die Dinge zu machen, die ich will.«

Wow, ich bin total beeindruckt! Ich stelle mir vor, wir könnten das alle sagen – und unsere Kraft, Aufmerksamkeit,

Zeit, unser Geld und Gehirnschmalz in wichtigere Dinge stecken!

VOR DER SELBSTLIEBE KOMMT DIE SELBSTANNAHME

Ich habe es schon öfter gesagt: Heilung hat für mich damit zu tun, dass ich mich selbst akzeptieren kann. Es hat nur ein bisschen gedauert, bis ich das begriffen habe. Und zwar bei einem Workshop der Heilerin Anjuna Saran im Dschungel von Bali. Ich höre die Affen kreischen, und im Dickicht kracht eine Kokosnuss auf den Boden. Wir sind zehn Frauen, die im Kreis sitzen und ihre weiblichen und männlichen Aspekte heilen wollen. Es wird meditiert, getanzt, gesungen und viel geweint. Plötzlich werde ich von Selbsthass überwältigt. Mit jeder Faser meines Herzens spüre ich, wie sehr ich mich hasse, mich verurteile, mit mir schimpfe und unzufrieden bin. Ich weine vor Schmerz, und die Assistentin von Anjuna Saran streicht mir sanft über den Rücken.

»Alles darf sein«, flüstert sie leise.

»Es darf nicht sein«, sagte ich unter Tränen. »Ich will mich so nicht haben. Ich will, ich will, ich will mich nicht!« Ich weine fast den ganzen Nachmittag, fühle mich weder erleuchtet noch emporgehoben, sondern nur wütend, traurig und furchtbar schrecklich. Plötzlich erhebt Anjuna Saran ihre Stimme.

»Spürt nun die Göttin in euch«, sagt sie. Ich kann nur bitter lachen. In mir ist so gar nichts Göttliches, nur ein verletztes, kaputtes, hässliches Entlein.

That's me, denke ich. Und erstaunlicherweise fühlte sich das gut an.

Geschunden, fehlerhaft, aber ICH.

Ich kann mich vielleicht zum ersten Mal wirklich vollkommen spüren. Selbst die Aspekte an mir, die ich ablehne. Und das fühlt sich irgendwie echt an, sehr lebendig und auf eine seltsame Art rund und vollkommen.

Eine Göttin, eine kaputte, abgekämpfte, müde Göttin, denke ich. Und nehme mich mit allem Schmerz, aller Unvollkommenheit, allen Wunden und meiner Unzufriedenheit an.

Nach dem Workshop beschließe ich zwei Dinge: Ich meditiere täglich, und ich will dankbarer sein. Ich fange sofort an: Jeden Abend im Bett bedanke ich mich von nun an für drei Dinge. Sind es anfangs noch Sachen wie Sonnenschein, gute Laune und gutes Essen, fällt mir täglich mehr auf: das Lächeln einer Fremden, das mir den Tag erhellt hat. Jemand, der mir die Tür aufgehalten hat. Eine warme Brise, der Duft von Blumen oder meine Tochter, die wie ein Flummi vor mir auf und ab hüpft, während sie mir etwas erzählt.

Dankbarkeit ist die Vorstufe von Glück, heißt es oft. Ich kann das nur bestätigen, denn ich merke, wie diese einfache Dankbarkeitsübung meine Wahrnehmung verändert. War ich oft darauf gepolt, die negativen Dinge zu sehen, merke ich, dass mir nun mehr und mehr die guten, schönen und freudvollen Dinge auffallen.

Dankbarkeit ist eine tägliche Übung, genauso wie Selbstakzeptanz. Das fällt nicht vom Himmel, sondern wächst mit jedem kleinen Schritt. Denn mit jedem Schritt finde ich neue innere Anteile, die sich zeigen – und liebevoll angenommen werden wollen.

Innere Anteile sind meiner Erfahrung nach Emotionen, die bisher nicht gefühlt werden konnten, weil sie zu krass, zu gefährlich, zu beängstigend waren. Das Erlebnis bleibt quasi unbearbeitet mit der Emotion im Körper (man kann auch »Seele«, »Feld«, »System« sagen) stecken. Dort entsteht dann etwa eine Verspannung, ein Körperpanzer, oder man wird immer wieder getriggert, weil die Emotion (und das Erlebnis) noch im »System« ist.

Ich denke inzwischen, dass das Universum (das Leben, Gott, das Göttliche, die Urquelle, nenne es, wie du willst) uns immer wieder neue Situationen schickt, die uns herausfordern. Nicht, um uns zu prüfen oder gar zu ärgern, sondern, damit all diese inneren Anteile sich zeigen dürfen. Dann werde ich wieder so wütend, traurig, ängstlich wie damals. Wenn ich es nun aber schaffe, diese Emotion zuzulassen, sie ganz zu fühlen, ihr Raum zu geben, sie nicht zu verurteilen oder mich dafür zu beschimpfen, dann schwingt sie durch mich hindurch und kann sich endlich verabschieden und verschwinden.

FEEL YOUR FUCKING FEELINGS

Für mich gibt es neben dem Körper und seinen Sinnen einen weiteren entscheidenden Player für mehr Lust: unsere Gefühle.

In unserer Gesellschaft sind wir sehr daran gewöhnt, Gefühle eher zu denken, als zu fühlen. Das bemerke ich, wenn ich mich selbst beobachte, während ich zum Beispiel sage: »Das macht mich traurig.« Ich kann dann die Trauer oft gar nicht spüren. Ich muss erst aktiv in mich hineinfühlen, damit ich das Gefühl so richtig tief und schmerzvoll in mir wahrnehmen kann. Und erst, wenn ich mir erlaube, dass die Emotion da sein darf, solange sie will, löst sie sich nach einer Weile auf und verschwindet.

Gefühle sind für mich inzwischen wie Kurzzeitgäste. Sie schauen vorbei und sagen Hallo und nach etwa zwanzig Minuten verschwinden sie wieder. Der Podcast von Tracey Crossley hat mich gelehrt, meine Gefühle besser wahrzunehmen und sie auch anzunehmen. Die US-Amerikanerin pflegt einen ehrlichen Umgang mit Emotionen, erzählt viel von ihrer narzisstischen Mutter und ihren Klient*innen. Es geht in ihren Talks oft um ein ungesundes Bindungsverhalten zwischen Personen (Eltern, Kindern, Partner*innen) – und ihr Weg da raus sind ihre Emotionen. Wut, Angst und Ärger sind für sie Hinweisschilder des Unterbewusstseins. Sie ploppen auf, um einem zu sagen, dass etwas schiefläuft.

Doch statt darauf zu hören, werden Emotionen oft wegargumentiert. Wir finden auf der rationalen Ebene super Gründe, warum es gar keinen Sinn macht, traurig zu sein: dass es uns beispielsweise überhaupt nicht weiterbringt und wir uns besser mit der Situation abfinden sollten. Doch auf der emotionalen Ebene hilft uns das gar nicht, denn das Gefühl bleibt ja trotzdem da, weil wir es eben empfinden. Und damit der Kopfsalat, sodass wir wieder und wieder über das Geschehene nachdenken müssen.

Freude, Liebe, Lust oder Vertrauen gehören zu unserem Leben ganz selbstverständlich dazu, dann wäre es doch auch gut, die vermeintlich »schlechten« Gefühle zuzulassen. Trauer, Wut, Hass, Scham oder Schuld dürfen sein, denn sie gehören zu unserer normalen Palette an Gefühlen, sie kochen, wenn sie an der Reihe sind, kurz hoch und dampfen sich dann aber auch wieder runter. Ich erlebe das immer wieder sehr anschaulich bei meiner Tochter: Da wird gelitten, geweint oder getobt, und nach zwanzig Minuten scheint wieder die Sonne – wenn ich ihr denn den Raum und die Zeit für ihre Emotionen lasse.

Zeigen sich also innere Anteile, egal, welcher Art, nehme ich sie nun, ähnlich wie meine Tochter, quasi an meine innere Hand. Sie dürfen toben, schreien, wüten und heulen. Ich lege in Gedanken die Arme um sie, habe sie lieb und gebe ihnen den Raum und die Zeit, die sie brauchen.

Dieser Prozess läuft in mir inzwischen immer öfter fast automatisch ab. Das hat eine Weile gedauert; ähnlich, als würde man Autofahren lernen. Am Anfang war es noch viel Neues, das ich beachten musste, und ich habe mich zurückgezogen, um das Gefühl wirklich spüren und ihm Raum geben zu können. So wie ich mich in der Fahrschule immer voll auf Schalten, Bremsen, Blinken konzentrieren musste. Doch mit der Übung kommt auch die Leichtigkeit, und all diese Prozesse passieren mehr und mehr automatisch und unterbewusst: Fühlen, Raumgeben, Liebhaben – alles geschieht, ohne dass ich mir noch viele Gedanken darüber machen muss. Und damit habe ich mehr Zeit und Energie für mein Leben.

Es ist nicht mehr wie früher: Achtung, starke Emotion im Anmarsch! Vollbremsung. Energieabfall. Krise. Krise. Krise. Langsames Aufrappeln. Mühsam wieder in die Gänge kommen.

Jetzt zeigt sich die negative Emotion, darf sein und verschwindet wieder. Währenddessen fahre ich munter in meinem Auto weiter, höre Musik, singe dabei laut mit und genieße mein Leben.

WAS MEINE GEFÜHLE MIT GUTEM SEX ZU TUN HABEN

Vor allem schließe ich so Frieden mit mir und meinem Leben. Indem ich keines meiner Gefühle mehr unterdrücke, bleibt mir tatsächlich mehr Kraft für meinen Job, mein Kind, meinen Mann und meinen Alltag. Selbst wenn es im Job knirscht, das Kind bockt, und der Mann zickt, kann ich meine Wut, Angst, Genervtheit, Traurigkeit besser managen. Sie hebeln mich nicht mehr aus, sondern dürfen sein – und dann auch wieder gehen.

Früher waren für mich Tage, an denen ich wütend, unausgeglichen, frustriert oder erschöpft war, schlechte Tage. Nur Tage, an denen ich glücklich war, galten bei mir als »gute Tage«. Erlaube ich mir jedoch nicht diese normalen Ausschläge nach »unten«, dann entfallen oftmals auch die Ausschläge nach oben. Wut und Ekstase hängen genauso zusammen wie Tag und Nacht und Trauer und Glück genauso wie Sonne und Regen. Als ich mir keine Wut erlaubte, gab es auch keine wahre Freude. Es ist doch so: Wenn man aus der

Farbpalette die dunklen Schattierungen herausnimmt, verschwinden auch die hellen. Wenn ich also die lauten Töne aus meiner eigenen Sinfonie streiche, dann gehen auch die leisen verloren. Alles hängt zusammen – und ich darf sein, wie ich bin.

Inzwischen unterteile ich meine Tage in »lebendige« und »nicht lebendige«. Das nimmt mir die Last von den Schultern, meine Gefühle in »erwünschte« und »unerwünschte« zu sortieren.

Ganz im Gegenteil: So ein Eifersuchtsflash fühlt sich doch total lebendig an. Ich habe festgestellt, dass es einen großen Teil meiner Lebendigkeit ausmacht, mit meinen Emotionen verbunden zu sein. Und diese Lebendigkeit macht mich attraktiver und anziehender – dieser Wirkung kann sich auch mein Partner nicht entziehen. Sie ist meiner Meinung nach sogar ein ganz wichtiger Teil der eigenen Ausstrahlung. Die gelebte und gefühlte Lebendigkeit kreiert ein sehr gutes Energiefeld um mich und hilft mir dadurch, Menschen und Ereignisse in mein Leben zu ziehen, die es bereichern.

Ich liebe es jetzt auch, auch meine Gefühle intensiv beim Sex zu spüren. Das ist eine enorme Bereicherung beim Liebesspiel, denn diese Art, Sex zu haben, schafft eine starke emotionale Verbindung zu mir selbst und zu meinem Partner und befeuert Lust und Leichtigkeit.

HALLO SELBSTLIEBE, HERZLICH WILLKOMMEN!

Ganz langsam ist die Selbstakzeptanz angewachsen. Immer öfter konnte ich mich so annehmen, wie ich eben bin, ohne mich zu vergleichen oder mir mehr zu wünschen. Dann kam ein kräftiger Schuss Selbstwahrnehmung dazu, und ich habe viel mehr verstanden über innere Anteile und die Macht der Emotionen. Noch eine ordentliche Prise Selbstwahrnehmung, durch die ich meine Bedürfnisse besser spüren konnte, und eine gute Dosis Selbstbewusstsein, die mir geholfen hat, diesen Bedürfnissen auch Raum zu geben. Zum Schluss abgerundet durch Selbstanerkennung, was Wunder gewirkt hat: Ich habe angefangen, auf mich stolz zu sein, mich zu loben und in meinem Kopf netter und wertschätzender über mich zu reden und zu denken. Als die neue Mischung fertig war, habe ich aufs Etikett nur ein Wort geschrieben: Selbstliebe.

Ich kann sagen: Selbstliebe verändert alles. Ich bin es mir wert, mehr Geld zu verdienen, mehr geliebt zu werden, wertschätzend behandelt zu werden, den besten Sex zu haben, meine Wahrheit zu sprechen und vom Leben ganz viel Glück, Erfolg und Freude zu bekommen.

Durch Selbstliebe bin ich auch weniger vom Außen abhängig. Brauchte ich früher sehr viel Anerkennung, Komplimente, Stolz von meinem Freund und meiner Familie, um meine eigene Unsicherheit und *Disconnection* zu überbrücken, werde ich nun immer unabhängiger. Ich brauche die Bestätigung im Außen nicht mehr, um meinen leeren Tank zu füllen. Ich kann den Tank jederzeit selbst mit Liebe, Anerkennung, Stolz und Wertschätzung volllaufen lassen.

Diese emotionale Unabhängigkeit macht es mir nun auch möglich, meine Wahrheit zu sprechen und zu schreiben. Ich habe keine Angst vor Zurückweisung, wenn ich meine Verletzlichkeit zeige und, wie in diesem Buch, offen darüber schreibe. Ich mache mir auch keine Gedanken mehr, was der oder die über mich denkt, wie mein Verhalten wirkt, ob es zu Zurückweisung führen könnte. Ich versuche, immer mehr zu tun, was *mir* guttut, immer öfter liebevoll und wertschätzend zu sagen, was ich denke, so zu handeln, dass ich meine Grenzen spüre und wahre, meiner Intuition zu vertrauen und ihr zu folgen. Das macht mein Leben leichter und beschwingter und auch mein Sexleben lustvoller und freier.

NOCH EIN WORT ZUR ANGST

Seit sich die Selbstliebe in meinem Leben ausbreitet, ist immer weniger Platz für Angst. Angst, verlassen zu werden, Angst, ausgelacht zu werden, Angst, nicht zu genügen, Angst, zu viel zu sein, nicht richtig zu sein, nicht geliebt zu werden. Angst frisst nicht nur Seele auf, Angst frisst Liebe auf. In spirituellen Kreisen sagt man, dass Angst und Liebe zwei Bewusstseinszustände sind. Man lebt entweder in der Angst und im Mangel oder in der Liebe, im Vertrauen und der Fülle. Zweiteres fühlt sich natürlich deutlich besser an.

Leider sind wir oft so sehr daran gewöhnt, im Mangel zu

leben, in der Angst und der Sorge, dass wir gar nicht in den Bewusstseinszustand der Liebe wechseln können. Ich selbst habe es so erlebt: Nach den ersten schönen Stunden mit meinem Freund war ich vorsichtig. Ich war eine »Zweckpessimistin« und konnte noch nicht an mein Glück glauben. Beim nächsten Streit habe ich darum auch gleich gedacht: *Ich hab's doch geahnt!* Es hat eine Weile gedauert, bis ich dem Glück vertrauen konnte, keine Angst mehr hatte und mir mehr und mehr erlaubt habe zu vertrauen, zu lieben und loszulassen.

Es braucht SELBSTERMÄCHTIGUNG, um glücklich zu sein.

Ich kenne das nur zu gut. Als die ersten Phasen von Glück in meinem Leben Einzug hielten, habe ich dem Frieden nicht getraut. Immer wieder habe ich unterbewusst Dinge gemacht, die zu Problemen, Streit und Krach geführt haben. Es hat eine Weile gedauert, bis ich mir erlaubt habe, glücklich zu sein, und dem Zustand wirklich vertrauen konnte.

GLAUB NICHT ALLES, WAS DU DENKST

Der Verstand ist zum einen durchsetzt von Glaubenssätzen und liebt zum anderen Gewohnheiten. Ob diese Glaubenssätze oder Gewohnheiten nun gut für uns sind oder schlecht, ist dem Verstand dabei ziemlich egal. Hauptsache, es ist nichts Neues, sodass er sich nicht umprogrammieren muss. Zu viel Aufwand, daher: abgelehnt. In meinen zahlreichen Beziehungen habe ich viele Tiefs erlebt: Depression, Aggression, Existenzangst, Erschöpfung, Schulden, Burn-out. Ich war so daran gewöhnt, zu kämpfen und zu leiden, dass mein Gehirn mit Glück, Leichtigkeit und Freude gar nicht gerechnet hat – und damit auch nicht umgehen kann. Als es in meiner Beziehung mit Johannes dann endlich besser lief, versuchte mein Verstand, mich trotzdem im Leiden zu halten. Selbst, als viel Geld auf dem Konto war oder wir auf Bali unter Palmen Kokoswasser tranken, gab es Streit und Stress.

Aber ich durchschaue langsam, wie mein Verstand mich sabotiert und welchen Anteil meine Gedanken daran haben. Immer wieder merke ich, dass ich mich ungerecht behandelt fühle. Nicht gesehen! Ausgenutzt! Nicht geliebt und wertgeschätzt! Alles bleibt an mir hängen! Mein Kopf spielt das ganze Programm an Glaubenssätzen und negativen Gedanken ab, die mir bekannt sind, damit ich leide und unglücklich bin. Und immer, wenn ich es doch rausschaffe, Glück, Frieden, Freude und Leichtigkeit sich einstellen, sage ich etwas und es kracht, oder Johannes tut etwas und es kracht. Dann ist das Vertrauen wieder futsch, die Lust auf Sex auch, und es dauert Tage, bis wir uns wieder annähern.

Mir wird bewusst, wie wenig Glück und Frieden ich mir erlaube. Erst Selbstermächtigung und die bewusste Entscheidung, glücklich und in Frieden sein zu dürfen und zu wollen, haben mir geholfen.

Was gegen den Kopfsalat aus Glaubenssätzen und Gewohnheiten hilft? Und gegen die Emotionen, die immer wieder reinkicken?

Es ist die leise Stimme des Selbst.

Was tun, damit ich weder auf die Einflüsterungen im Kopf reinfalle noch mich von den Emotionen ausknocken lasse?

Diese Stimme zu spüren und auf sie zu hören, erfordert Übung. Meditation hilft, tanzen, malen, aber auch Waldbaden, Wandern und Stillsein.

Und natürlich, sich die einzelnen Facetten seines Selbsts anzusehen. Ich gebe mal ein paar Ideen, was die Aspekte des Selbsts mit der Sexualität zu tun haben können.

Selbstbewusstsein

Sich über sich selbst bewusst zu werden ist ein großer Schritt. Wer bin ich? Was fühle ich? Was tut mir gut? Was schadet mir? In der Sexualität spielt das eine große Rolle. Fühle ich mich als Mann? Als Frau? Fluide? Trans? Bin ich mir bewusst, ob ich dominant oder submissiv bin? Ist mir klar, ob ich SM mag, Experimente oder Gleichklang? Kurzum: Bin ich mir über mein Geschlecht und meine Vorlieben bewusst?

Selbstwahrnehmung

Die große Frage ist hier: Lebe ich im Innen oder im Außen?

Wenn ich auf der Straße gehe, beobachte ich mich: Nehme ich mich wahr und bin mit mir verbunden?

Oder scanne ich die ganze Zeit meine Umwelt, um herauszufinden, wie ich auf die Leute wirke und was die Menschen über mich denken? Das ist gerade im Liebesleben wichtig: Bin ich bei mir oder meinem/r Partner*in? Checke ich die ganze

Zeit, ob es ihm/ihr gefällt, oder nehme ich mich selbst mit meinen Wünschen und Bedürfnissen wahr?

Selbstanerkennung

Worte und Gedanken sind sehr mächtig. Sie formen unsere Realität und auch unseren Blick auf uns selbst. Daher: Bin ich unzufrieden und selbstkritisch mit mir? Nörgele ich rum, schimpfe mit mir und nenne mich »Schlampe« oder »Angsthase«?

Oder bin ich stolz auf mich? Feiere ich meine kleinen und großen Erfolge? Lobe ich mich und rede auch in meinem Kopf gut und wertschätzend über mich und mein Liebesleben?

Selbstachtung

Wie sieht es mit meinen Grenzen aus? Darf jeder durch meinen Vorgarten laufen und seinen Müll aus Wut, Ängsten und Vorwürfen bei mir entsorgen?

Es ist enorm wichtig, seine Grenzen zu erkennen und zu achten.

Man sollte Nein sagen können, selbst, wenn das bedeutet, jemanden zu enttäuschen – auch im Bett, beim Sex, dem geliebten Menschen gegenüber. Im besten Fall ist die Selbstachtung so groß, dass man in Liebesdingen nichts akzeptiert, was sich nicht richtig anfühlt, und sich dabei stets treu bleibt.

Selbstvertrauen
Meinen Gefühlen, meiner Intuition, meinem siebten Sinn und meinem Bauchgefühl zu vertrauen ist für mich ein Garant für Glück, Liebe und Erfolg geworden. Selbst wenn der Verstand, die Freunde, die Eltern etwas anderes für schlauer halten, wenn die Expert*innen und die Wissenschaft von etwas anderem überzeugt sind, meine Intuition weiß genau, was JETZT für MICH das Richtige ist. Und das gilt natürlich auch im Bett. Wir sind jeden Tag unterschiedlich drauf, mal will man wild sein, hat Lust auf Abenteuer, neue Orte und Experimente, mal soll es kuschelig und sicher sein. Sich selbst zu vertrauen hilft, die richtigen Entscheidungen für guten Sex zu treffen.

Selbstverantwortung
Bin ich Opfer der Umstände oder sehe ich meinen Anteil am Geschehen?

Wenn ich meinen Anteil annehme, dann sitze ich am Lenkrad meines Lebens, dann kann ich Verantwortung für das Ergebnis (mit) übernehmen und mit diesem Wissen mein Dasein in eine andere, bessere Richtung steuern.

Bin ich aber Opfer der Umstände, habe ich keine Macht, bin von anderen abhängig und zum Aushalten verdammt. Ich glaube, dass man an schlechtem Sex immer einen Anteil hat. Hier die Verantwortung zu übernehmen, hilft, sich wieder zurück ans Lenkrad zu bugsieren, um dann dahin zu lenken, wo das Selbstbewusstsein einen hinführt.

Selbstwert

Welchen Wert gebe ich mir? Bin ich es wert, geliebt, geachtet und respektvoll behandelt zu werden?

Und was sind meine Werte? Um sich selbst wertvoller zu fühlen, ist es sehr hilfreich, sich seiner eigenen Werte klar zu werden. Also: Was ist mir wichtig, und was will ich auch wirklich leben? Meine Werte sind Freiheit, Neugier und Selbstverwirklichung. Kann ich im Einklang mit meinen Werten leben, bin ich happy. Wird aber zum Beispiel mein Wert Neugier als »unstet« oder »flatterhaft« verurteilt, kann das Gefühl in mir entstehen, nichts oder weniger wert zu sein.

Eine Frage könnte daher lauten: Was sind meine Werte als Liebhaberin? Abenteuer oder Sicherheit? Liebe oder Lust? Freiheit oder Bindung? Und bin ich es mir wert, *sex worth wanting* zu haben?

Selbstakzeptanz

Kann ich alles in Liebe annehmen, was ich bin? Auch die dunklen, niedrigen, schamvollen, mangelhaften Aspekte in mir? Denn wer sich nicht akzeptiert, lebt im ständigen Widerstreit mit seinen Idealen, Träumen und Wünschen und der Realität. Manche können ihren Körper nicht akzeptieren, andere nicht ihre Spleens. Der innere Kritiker gibt keine Ruhe.

Also: Kann man akzeptieren, dass man viele Liebhaber braucht oder nur einem treu sein will? Dass man Sex nur im Schlafzimmer genießen kann oder erst im Swingerclub so richtig aufblüht? Oder dass der Körper nicht mehr so knackig wie in den Zwanzigern ist?

Selbstkenntnis

Wer bin ich? Diese Frage steckt hinter der Selbsterkenntnis. Daher heißt es auch oft: »Selbsterkenntnis ist der Weg zur Besserung«, denn sich kennenzulernen ist der erste Schritt zur Persönlichkeitsentwicklung. Dazu gehört der Abgleich von Selbst- und Fremdwahrnehmung und die Auseinandersetzung mit sich selbst, damit man sich auf Fragen wie »Was brauche ich?«, »Was tut mir gut?«, »Was will ich vom Leben, der Liebe, dem Sex?« Antworten geben kann.

Selbstverwirklichung

Dahinter verbirgt sich die große Frage ans Leben: Warum bin ich hier? Bei der Selbstverwirklichung geht es um die Entfaltung des eigenen Potenzials und darum, seinen eigenen Weg zu finden und zu gehen. Dazu sind ganz individuelle Entscheidungen erforderlich (deshalb wird die Selbstverwirklichung übrigens oft mit Egoismus verwechselt). Um sich selbst zu verwirklichen, braucht es Mut, Individualität und Eigenverantwortung. Beim Sex geht es also darum, den ganz eigenen Weg zu finden, um sein sexuelles Potenzial voll ausleben und auskosten zu können.

Selbstbefreiung

Optimiere ich noch, oder *bin* ich schon? Selbstbefreiung bedeutet für mich, sich von Optimierungswahn, Anspruchshaltung, So-muss-es-Sein zu befreien und ganz man selbst zu sein. Als Liebhaberin kann das bedeuten, sich vom gängigen Schönheitsideal, patriarchalen Strukturen, Erwartungshaltungen anderer, aber auch von Glaubenssätzen und sozialen oder religiösen Einschränkungen zu befreien, um sein sexuelles Potenzial voll zu entfalten.

Selbstermächtigung

Hier geht es darum, in die eigene Kraft und Macht zu kommen. Eine Göttin stellt keine Bettelschalen auf. Sich nicht kleiner und blasser zu machen, weil andere ein Problem mit der Größe und Strahlkraft haben. Die mächtige, starke, unabhängige, wilde Frau zu sein, die in einem schlummert! Die eigenen Gaben, Talente und das Potenzial anzunehmen und zu leben. Sich selbst zu ermächtigen und zu erlauben, den besten Sex aller Zeiten zu haben.

UND WIE GEHT ES JETZT WEITER?

Es hört nie auf. Meiner Erfahrung nach geht das Leben, das Lernen und das Lieben einfach immer weiter. Nachdem Johannes und ich unsere Beziehung wieder auf gesunde Beine stellen konnten, haben wir beschlossen zu heiraten. Verlobt waren wir schon seit dem ersten Lebensjahr unserer Tochter, aber zum ehelichen Ja konnten wir uns nicht durchringen – vielleicht, weil eine lange Zeit eher ein Nein im Raum stand? Doch nachdem wir unsere Krise gemeistert hatten, wusste ich: Wir schaffen auch die nächsten. Mit diesem Mann an meiner Seite kann ich wachsen, mich entwickeln, durch schlechte und gute Zeiten gehen, er ist für mich da und hilft mir, so gut er kann.

Haben wir nun den *sex worth wanting*? Ja und nein. Manchmal ist er der Wahnsinn, manchmal ist er schön und voller Liebe, manchmal ist er ein Abenteuer, und manchmal klappt er gar nicht.

Wir genießen unsere Zeit zu zweit und unseren Sex (oder Nicht-Sex) aber immer sehr. Er ist definitiv anders geworden: Er ist inniger, länger und intensiver. Neue Facetten und Spielarten sind dazugekommen, und ich achte viel mehr auf die eigenen Signale und die des anderen.

Von daher: Ja, es ist *sex worth wanting*. Doch wir sind auch nur zwei Menschen, die ein Kind großziehen, Jobs haben und unser Bestes geben. Und haben mal größere und mal kleinere Intermezzi. Doch wir verlieren unsere Sexualität nie aus den

Augen, denn Sex ist uns beiden wichtig, er ist auch ein starkes Fundament, auf dem wir den gemeinsamen Alltag mit all seinen Herausforderungen besser meistern können.

Und ansonsten? Habe ich begriffen, dass, wer sich im Bett emanzipiert, das auch im restlichen Leben tut. Seit ich so viel über Sexualität gelernt habe, habe ich auch viel über mich gelernt. Über meine Grenzen, meine Ängste, aber auch über meine Macht, Lust und meinen Selbstwert.

Ich will zum Abschluss eine Art sinnhafter Kurzgeschichte wiedergeben, die mich sehr zum Nachdenken gebracht hat:

Eine Frau bekommt eine Box geschenkt. Darin befindet sich ganz viel Traurigkeit, Dunkelheit und Schwermut. Es braucht eine ganze Weile, bis die Frau versteht, dass auch das ein Geschenk ist.

Ich kann mich in dieser Geschichte sehr wiederfinden. Die Geburt, der Verlust meiner Sexualität, die Depression waren ein riesiger Schock für mich und eine sehr dunkle Zeit in meinem Leben. Doch diese Zeit war auch ein Geschenk und hat mir sehr viel Gutes gebracht. Ohne dieses anfangs so bittere »Geschenk« wäre ich doch niemals aufgebrochen und hätte nach meiner verlorenen Lust gesucht, um am Ende MICH zu finden.

Zuerst ist der Blog »Happy Vagina«, dann ein neues Unternehmen entstanden. Ich habe mit meiner Geschäftspartnerin Susanne Schlösser das Onlinemagazine *OWup!* an den Start gebracht, weitere »Babys« werden kommen. Wir wollen Frauen inspirieren und empowern, ihren eigenen Weg zu gehen.

Dass ich eines Tages Unternehmerin werden würde, Chefredakteurin und Gründerin eines Start-ups, hätte ich mir nie träumen lassen. Und ich bin davon überzeugt, dass diese neuen Rollen nur möglich sind, weil ich mich in meiner Sexualität emanzipiert habe. Ich habe alte (patriarchale) Muster erkannt und abgelegt. Habe mich mit meinem Selbstwert beschäftigt und langsam angefangen, mir Glück, Freiheit, Selbstverwirklichung und Macht zuzutrauen und sie auch einzufordern. Ich spreche und lebe immer mehr *meine* Wahrheit, im Bett, am Schreibtisch, zu Hause. Und das habe ich meiner eigenen Box mit Traurigkeit zu verdanken.

AN DIESER STELLE MÖCHTE ICH MICH BEDANKEN

Bei Johannes, der nie aufgehört hat, mich zu lieben, um mich zu kämpfen und mir alle Freiheiten zu schenken, damit ich glücklich werde.

Bei meiner Tochter, die mir immer noch wie ein Wunder erscheint und mein Leben mit ihrem Lachen, ihrer Klugheit und ihrer Lebendigkeit jeden Tag bereichert.

Bei meinen Eltern, die zwar nicht immer verstehen, was ich da mache, aber mich immer unterstützen und lieben.

Bei meinem Bruder, der immer da ist, wenn ich ihn brauche.

Bei meiner Cousine Mely, die immer ein offenes Ohr und Herz für mich hat.

Bei meiner Geschäftspartnerin und Freundin Sunny, mit der ich dieses Abenteuer jeden Augenblick genieße und die ich als Bereicherung in meinem Leben empfinde.

Bei Mona und Babette, die »Happy Vagina« zu so viel Spaß gemacht haben – und mit denen ich immer noch sooo gern über Sex rede.

Bei Sandy und Magda, die längst Familie für mich sind. Bei Silja und Sukkha für ihre Bereicherungen, bei meinen Coaches Sandra »Nana« Kaul von Kiwiblau und Nicole Engel vom Psychologicum Berlin für ihre Unterstützung, bei allen meinen Freundinnen und Freunden, all den tollen Frauen von »Ladys Mentoring«, den Heiler*innen, Therapeut*innen und Coaches, die ihr Wissen über Heilung, Weiblichkeit und Sexualität mit mir geteilt haben. Ihr wisst, wer ihr seid, und ich sage DANKE!

EMPFEHLUNGEN

Hier eine Liste ganz persönlicher Empfehlungen, die mir auf meinem Weg gute Dienste geleistet haben.

BÜCHER

- *Coming Soon: Orgasmus ist Übungssache – in 10 Schritten zum vaginalen Höhepunkt* von Dania Schiftan (Piper)
- *Das Tage-Buch: Die Menstruation – alles über ein unterschätztes Phänomen* von Heike Kleen (Heyne)
- *Yoni-Massage: Lust, Heilung, Intimität* von Yella Cremer (Arkana)
- *Der Selbstheilungsnerv: So bringt der Vagus-Nerv Psyche und Körper ins Gleichgewicht* von Stanley Rosenberg (VAK)
- *Schlampen mit Moral: Eine praktische Anleitung für Polyamorie, offene Beziehungen und andere Abenteuer* von Dossie Easton und Janet W. Hardy (mvg Verlag)
- *Why not? Inspirationen für ein Leben ohne Wenn und Aber* (GU) und *It's All Good: Ändere deine Perspektive und du änderst deine Welt* (Kailash) von Lars Amend
- *Liebe radikal: Wie du deine Beziehungen zum Erblühen bringst* von Veit Lindau (Kailash)
- *Viva la Vagina! Alles über das weibliche Geschlecht* von Nina Brochmann und Ellen Støkken Dahl, et al. (S. Fischer)
- *Zeit für Weiblichkeit: Der tantrische Orgasmus der Frau,* Diana Richardson (Innerwelt Verlag)
- *Lieben, was ist. Wie vier Fragen Ihr Leben verändern können,* Byron Katie (Arkana)

- *Roter Mond: Von der Kraft des weiblichen Zyklus* von Miranda Gray (Stadelmann Verlag)
- *Das weibliche Gehirn: Warum Frauen anders sind als Männer* von Louann Brizendine (Goldmann)
- *Embrace Yourself: Wie wir bedingungslose Selbstliebe finden* von Taryn Brumfitt (GU)
- *Untervögelt? Macht zu wenig (guter!) Sex uns hässlich, krank und dumm?* von Volker Schmidt (Fischer & Gann)
- *Von der Magie, deine Heldin zu sein: Ein Selbstliebe-Kompass* von Frau Herz (Fischer)
- *Freiheit im Herzen: Vertraue deinen eigenen Entscheidungen. Impulse für mehr Selbstliebe* von Evelin Chudak alias Bloggerin ModernHippie (Eden Books)
- diverse Bücher zu Gewaltfreier Kommunikation (GFK) von Marshall B. Rosenberg
- diverse Bücher von Alexandra Schwarz-Schilling
- diverse Bücher von Laura Méritt

WEBSEITEN / BLOGS

- zwie-gespraech.de von Célia M. Fatia M.A.
- »Juramama«: Blog rund ums Thema »Recht«: juramama.de von Nina Straßner
- »*OMGYes*«: Website für neue Wege zu mehr Lust: omgyes.com/de/
- »*Body Image Movement*«: bodyimagemovement.com von Taryn Brumfitt
- »Empfangen – was hat Oralsex mit Fülle und Wohlstand zu tun«: utebenecke.de von Ute Benecke

WORKSHOPS / KURSE

- gegen Rektusdiastase und für einen starken Beckenboden: Onlinekurse von »Stabile Mitte« (stabile-mitte.de) und Cantienica-Methode (z. B. cantienica.com)
- »Handarbeits«-Abende von Iva Samina (ivasamina.com) oder Britta Kunze (sensualsunday.com)
- »Weibliche Ejakulation (für alle Menschen mit Vulva)« von Fehu Freyjadóttir (freyjadottir.com)
- »Bewusstseinsarbeit über den Körper für Frauen« von Katja Wolf (liebegehtraus.de)
- »Selbstbestimmt lieben & gebären« von Pia Mortimer (pia-mortimer.de)
- »*Self:Cervix*« von Olivia Bryant (selfcervix.com)
- »Die Kunst, eine Frau zu sein« von der »Coaching Spirale« in Berlin (coaching-spirale.com) mit Alexandra Schwarz-Schilling
- Onlinekurs »MySelf – Die Gabe der Selbstliebe« von Veit Lindau (veitlindau.com)
- Onlinekurs »*Free to be*« von Evelin Chudak alias ModernHippie (modernhippie.de)
- »*Transparent Heart*« von Izabela Brzozowska (transparent-heart.com)
- Shibari (Kurs »*Conscious RopeCoaching*«) bei Sonja Reifenhäuser, systemischer und somatischer Coach (sonjareifenhaeuser.com), und Rope-Artist Sawa Sagit (sawashibari.com)

PODCASTS

- »Paardiologie« von Charlotte Roche und Martin Keß-Roche
- »Der Sexpodcast: Ist das normal?« von »Die Zeit«
- »Liebe Leben« von Melanie Mittermaier
- *»Journey of Attachment«* von Tracy Crossley
- »Von der Magie, deine eigene Heldin zu sein: Ein Selbstliebe-Kompass« von Frau Herz

SONSTIGES

- Film *Embrace – Du bist schön* von Taryn Brumfitt
- Heilpraktiker und Körpertherapeut Andreas Brieschke (andreas-brieschke.de)
- eCoaching mit der MiSELF-Studie (miself-studie.de)
- Zyklus-App: *»Hormone Horoscope Pro«*
- Pornos für Frauen von Erika Lust
- Vegane Kondome: einhorn (einhorn.my)
- Nachhaltige Monatshygiene: erdbeerwoche.com
- Sinnliche Hörgeschichten von femtasy.com
- Yoni-Eier von *»Yoni Egg Rocks«* (yoniegg.rocks)
- Swingerpartys im Insomnia: Alt Tempelhof 17-19, 12099 Berlin (insomnia-berlin.de)
- Kuschelpartys (z. B. anders-kuscheln.de)
- Integrated Relationship & Sexual Health Coach Gabriela Mann (meinliebesleben.de)
- Healing Artist Anjuna Saran (soullightbeing.com)
- Sexberaterin Heike Niemeier (heikeniemeier.de)
- Sexberater Volker Schmidt (liebe-auf-augenhoehe.de)

- Tantramassage/Yoni-Massage:
  Kashima (kashima.de)
  Aleksandra Veronika (loving.guide)
  Silja Rehfeldt (E-Mail: srehfeldt@web.de)
  Infos rund um das Thema unter yoni-massage.info